BEI GRIN MACHT SICH IHR
WISSEN BEZAHLT

- Wir veröffentlichen Ihre Hausarbeit,
  Bachelor- und Masterarbeit

- Ihr eigenes eBook und Buch -
  weltweit in allen wichtigen Shops

- Verdienen Sie an jedem Verkauf

Jetzt bei www.GRIN.com hochladen
und kostenlos publizieren

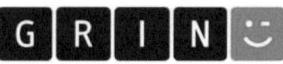

Atmen in der Psychotherapie. Therapie einer Agoraphobie mit Panikstörung

Bàra Wiebke Grollius

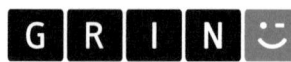

Bibliografische Information der Deutschen Nationalbibliothek:

Die Deutsche Nationalbibliothek verzeichnet diese Publikation in der Deutschen Nationalbibliografie; detaillierte bibliografische Daten sind im Internet über http://dnb.d-nb.de abrufbar.

ISBN: 9783346695116
Dieses Buch ist auch als E-Book erhältlich.

Druck und Bindung: Books on Demand GmbH, Norderstedt Germany
Gedruckt auf säurefreiem Papier aus verantwortungsvollen Quellen

Das vorliegende Werk wurde sorgfältig erarbeitet. Dennoch übernehmen Autoren und Verlag für die Richtigkeit von Angaben, Hinweisen, Links und Ratschlägen sowie eventuelle Druckfehler keine Haftung.

Das Buch bei GRIN: https://www.grin.com/document/1255534

Atemtherapie

Atmen in der integrativ-systemischen Psychotherapie

Therapie einer Agoraphobie mit Panikstörung

Hausarbeit

zum Webinar „Atemtherapie"

an der Heilpraktikerschule Isolde Richter

Vorgelegt von: Bàra Wiebke Grollius

Abgabedatum: 01.10.2021

Inhaltsverzeichnis

1 Einleitung

Atmen ist lebenswichtig. Das menschliche Gehirn kann maximal acht Minuten ohne Sauerstoff auskommen. Ohne Wasser oder feste Nahrung kann der menschliche Organismus deutlich länger überleben. Einige Tage ohne Wasser und mehrere Wochen ohne feste Nahrung ermöglichen es trotz Mangel weiterzuleben. Wasser und Energie kann im Körper gespeichert werden, Sauerstoff nicht. Beim Atmen gelangt mit Sauerstoff angereicherte Umgebungsluft durch die Nase oder den Mund in den Kehlkopf, dann in den Rachen und die Luftröhre und schließlich in die Bronchien der Lunge. Dort findet ein Gasaustausch von mit Kohlendioxid angereicherter Luft, die zur Ausatemluft wird, und Sauerstoff haltiger Luft, die die Einatemluft ist, statt.

Schon wenige Minuten ohne Atmen kann zu irreparablen Schäden am menschlichen Organismus oder sogar zum Tod führen. Auch unzureichendes Aus- und wieder Einatmen, sogenanntes flaches Atmen, kann als Folge von chronischem Stress oder einer körperlichen oder seelischen Erkrankung zu einer Unterversorgung mit Sauerstoff und einer zu hohen Konzentration von Kohlendioxid im Körper führen. Bei manchen psychischen Störungen verstärken sich die Symptome durch zu flachen Atem. In dieser Hausarbeit wird die Atemtherapie als Bestandteil der Therapie bei einer Agoraphobie mit Panikstörung vorgestellt. Der Patient hat immer wieder Panikattacken, wenn er sich ein einer auslösenden Situation befindet, wie im Supermarkt einzukaufen. Das läge aber nicht am Supermarkt selber, sondern passiere besonders oft, wenn er schwere Wasserkisten in den Einkaufswagen hebe. Auch an anderen Orten passiere ihm das und auch in anderen Situationen.

Es werden Therapiebestandteile wie Psychoedukation über Angststörungen, verhaltenstherapeutische Expositionstherapie, Abbau verstärkter Selbstbeobachtung und Richtung der Aufmerksamkeit nach außen sowie als Form der körperlichen Erregungskontrolle Atemübungen und -kontrolle integriert. Die gesamte Therapie dauert mit den anderen Komponenten zusammen acht Wochen (Lieb et al., 2020).

2 Agoraphobie mit Panikstörung

Die Agoraphobie mit Panikstörung wird in der ICD-10 mit der Codierung F40.01 dargestellt (WHO, 2019). Leitsymptome sind Ängste in Menschenmengen, auf öffentlichen Plätzen, auf Reisen oder bei Entfernung von Zuhause. Solche Situationen werden von Patienten gemieden, oft aus Angst, in dieser Situation eine Panikattacke zu erleiden. Das schränkt ihre Lebensqualität erheblich ein. Hinzu können vegetative Symptome kommen wie Palpitation (Herzklopfen mit erhöhter Frequenz), Schweißausbrüche, Fein- oder grobschlägiger Tremor (Zittern), Mundtrockenheit, Atembeschwerden, Beklemmungsgefühl, Thoraxschmerzen oder -missempfindungen (Lunge), Nausea oder abdominelle Missempfindungen (Übelkeit, Bauch), Gefühl von Schwindel oder Unsicherheit oder Schwäche oder Benommenheit, Angst vor Kontrollverlust, Angst zu sterben, Hitzewallungen oder Kälteschauer, Gefühllosigkeit oder Kribbeln. Als gestörte Elementarfunktionen können Ich-Störungen in Form von Derealisation oder Depersonalisation auftreten (Höck, 2021).

3 Gesundes Atmen

Ein gesunder Erwachsener atmet in der Minute bis zu sechzehnmal. Dabei wird zwischen Einatmung (Inspiration) und Ausatmung (Exspiration) unterschieden (Schmitz-Harwardt, 2021a). Im Normalfall kann ein gesunder Erwachsener solange einatmen, bis der sogenannte Hering-Breuer-Reflex die Alveolen in den Bronchien vor einer Überdehnung schützt, indem das Einatmen begrenzt wird (Vadhan und Tadi, 2019). Hierbei erhält das Atemzentrum in der Medulla Oblongata von in den Alveolen

(Bronchien) befindlichen Fasern des Nervus Vagus eine Meldung über den Dehnungszustand der Alveolen (Schmitz-Harwardt, 2021a).

Der Antrieb zum Atmen kommt bei einem Gesunden nicht etwa durch einen erkannten Sauerstoffmangel, sondern durch zu viel Kohlendioxid im Blut. Bei Lungenerkrankungen wie beispielsweise Chronischer Obstruktiver Bronchitis (COPD), die durch Rauchen entstehen kann, verändert das Körpersystem diesen Mechanismus und steuert den Atemantrieb über einen Sauerstoffmangel im Blut (Schmitz-Harwardt, Es liegt nahe zu vermuten, dass dieser Mechanismus auch bei psychischen 2021a).

Erkrankungen wie einer Agoraphobie mit Panikstörung greift, wenn gleichzeitig die Atmung verflacht und der Atemrhythmus verloren geht. In unserem Fall würde in auslösenden Moment, wenn der Patient einen Supermarkt betritt, ein verflachter Atem das Panikgefühl mit Angst und Stress verstärken. Daher ist es angebracht dem Patienten nicht nur für den Moment eine Verbesserung seines Befindens zu ermöglichen, sondern ihm durch Atemtherapie ein Trainingsverfahren an die Hand zu geben, durch das er sein Atemverhalten langfristig verändern und situativ kontrolliert einsetzen kann.

4   Einführung in die Atemtherapie

Atmen in der Psychotherapie, also als Atemtherapie, kann als Therapieform verstanden werden, mit der über die Arbeit am Atem ein therapeutischer Effekt erzielt werden soll (Mehling, 2009).

„Unter Atemarbeit oder Atemtherapie versteht man eine angeleitete Selbsterfahrung mit besonderer Aufmerksamkeit auf dem Atem. Die zugrundeliegende Theorie besagt, dass der Mensch dazu neigt, in belastenden oder überfordernden Situationen eingeschränkte und verspannte Atemmuster anzunehmen, um sich nicht der Intensität der mit der

Situation verbundenen Gefühle aussetzen zu müssen" (Ehrmann, 2000; S. 47). Diese Aussage betrifft eher traumatherapeutische Anliegen, hingegen verflachter Atem gleichwohl aus stressbesetzten Situationen oder chronischem Stresserleben sowie aus psychologischen Erkrankungen resultieren kann, wie in dieser Hausarbeit exemplarisch bei einer Agoraphobie mit Panikstörung auftretend dargestellt. Der Atem wird dann immer flacher und unrhythmischer (zkm, 2019).

In dieser Hausarbeit wird die diagnostisch-therapeutische Arbeitsweise vertreten, das bedeutet, dass dem erfahrbaren Atem äußere Aspekte hinzugefügt werden, die aus dem psychosozialen Hintergrund des Patienten stammen mit all seinen Auswirkungen (hier: dem Störungswissen um Agoraphobie mit Panikattacken).

5 Atemtherapie in der Psychotherapie

Ein Ziel von kognitiver Verhaltenstherapie und hier konkret der Expositionstherapie (sich dem Reiz aussetzen) mit dem Ziel der Habituation (Gewöhnung) ist, den sogenannten Teufelskreis der Panik zu durchbrechen. Das Teufelskreismodell der Panikattacke besagt, dass in einer auslösenden Situation beispielsweise Herzklopfen wahrgenommen wird, kognitiv verarbeitet wird als „jetzt geht das wieder los", worauf eine emotionale Reaktion folgt – hier „Angst". Hierauf entwickelt sich schnell eine physiologische Reaktion – hier „Stress", der sich als körperliche Empfindung manifestiert. Der Kreis schließt sich mit der Kognition „ich hatte wieder Recht, mein Herzklopfen ist schlimm und gefährlich" (weil es sich am Ende wie echter körperlicher Stress anfühlt und sogar echter Stress ist, der durch die Kognitionen des Patienten erzeugt worden ist).

Der Atem ist eng mit physischen und psychischen Vorgängen im Menschen verbunden. Es gibt eine mechanische Wechselwirkung zwischen der Atembewegung und Körperorganen und deren Funktion. Die Atembewegung erfolgt in Abstimmung mit dem Herzen und dem Herz-Lungen-Kreislauf. Chemisch wird über die Atmung der Sauerstoffgehalt, der Kohlendioxidgehalt und damit der gesamte Stoffwechsel beeinflusst. Nervös-reflektorisch wirkt sich die Atmung auf Organe und deren Funktion aus. Und das Empfindungs- und Gefühlsleben des Menschen wird stark beeinflusst vor allem von der Atem-Motorik, die auf Großhirn- und Bewusstseinsvorgänge einwirkt (Schmitz-Harwardt, 2021d).

Bewusst trainiertes Atmen kann also recht zügig die Sauerstoff-Mangelsituation im Körper auflösen und das vegetative Nervensystem günstig beeinflussen. Der Patient kann schnell mehr Wohlbefinden und Gesundheit erlangen und in einen körperlich entspannten Zustand kommt. Das zu lernen ist wichtig, bevor ein Patient im Rahmen einer Psychotherapie mit einem Expositionsverfahren in eine Stress auslösende Situation geschickt wird, um die auslösende Situation besser aushalten zu können. Denn das Ziel der Exposition ist, dass der Patient die Situation lange genug aushalten kann um zu erfahren, dass der Teufelskreis im besten Fall nach eingehender Therapie und Übung nicht zu starten braucht beziehungsweise die in der auslösenden Situation wahrgenommenen Emotionen, wenn sie lange genug ausgehalten werden, nach spätestens zwanzig Minuten wieder abflachen ohne dass etwas Schlimmes passiert ist.

6 Therapiemethoden bei Agoraphobie

Psychotherapie bedeutet, dass die Seele beziehungsweise seelische Probleme behandelt werden. Dabei findet eine sehr intensive Auseinandersetzung statt mit dem eigenen Denken, Fühlen und Handeln. In dem hier beschriebenen Fall der Agoraphobie wird sich herausstellen, dass das eigene Denken dysfunktional ist, dass das daraus resultierende Fühlen sich nicht gut anfühlt und sogar quälend ist, und dass das draus abgeleitete

(Vermeidungs-)Handeln immer mehr dazu führt, dass der Patient sich nicht mehr selber versorgen kann und sich eventuell sozial zurückzieht.

6.1 Psychoedukation

Als wichtiger Therapiebestandteil wird mit dem Patienten am Anfang der Therapie ein psychophysiologisches Krankheitsmodell entwickelt, da sich die Erkrankung für den Patienten als sehr bedrohlich darstellt. Die Therapeutin erklärt hierbei dem Patienten, welche Gedanken und Verhaltensweisen des Patienten zur Aufrechterhaltung seiner Agoraphobie beitragen und welche Therapiemethoden erfahrungsgemäß und wissenschaftlich abgesichert sehr gut für eine Verbesserung sorgen können.

6.2 Kognitive Umstrukturierung

Bei der kognitiven Umstrukturierung werden automatische Gedanken beobachtet, auf Evidenz hin diskutiert, durch realistische Interpretationen ersetzt und es wird gelernt, diesen Prozess eigenständig zu durchlaufen. Im Falle der Agoraphobie ist der Gedanke, dass das Herzrasen, das zu Beginn des Teufelskreises auftritt, „ein sicherer Vorbote für einen unmittelbar bevorstehenden Herztod" sei (sog. Katastrophisierungsgedanke), ein automatisch ablaufender dysfunktionaler Gedanke, der beim Betreten des Supermarktes abläuft. Das daraus resultierende Gefühl ist Angst und Panik. Ein Hinterfragen des Gedankens ergibt, dass Herzrasen nicht unmittelbar zum Herztod führt, sondern dass Herzrasen in den meisten Fällen erhöhter Herzschlag ist, weil der Patient aufgeregt ist. Herzrasen führt also nicht ausschließlich zum Tod. Der Gedanke kann so nicht aufrechterhalten werden. Er wird durch einen funktionaleren realistischeren Gedanken ersetzt, beispielsweise „ich bin körperlich gesund, wenn mein Herz mal etwas schneller schlägt, bin ich wahrscheinlich nur etwas aufgeregt", oder in der positiven Steigerung „es ist immer aufregend im

Supermarkt, weil ich nie weiß, was mich heute erwarten wird. Es könnte ja auch ganz toll werden, wenn ich für mich schöne Produkte entdecke und mir ein leckeres Essen kochen kann". Jedenfalls sollte es ein Gedanke sein, der sich gut anfühlt. Der Patient sollte auch lernen, selber zu erkennen, wenn sich ihm ein automatischer dysfunktionaler Gedanke aufdrängt, also einer, der ihm ein schlechtes Gefühl bereitet wie Angst, und er sollte in der Lage sein, diesen durch einen realistischeren funktionalen Gedanken zu ersetzen.

6.2 Atemübungen als körperliche Entspannungsmethode

Einige Atemübungen lassen sich sehr leicht erlernen. Sie sind kurz. Sie fördern täglich durchgeführt einen Automatisierungsprozess hin zu gesundem entspannendem Atmen (mechanisch, kreislaufdynamisch, chemisch, nervös-reflektorisch und zentral-nervös; Schmitz-Harwardt, 2021d), das bewusst reguliert werden kann. Es kann mit dem Patienten ausprobiert werden, mit welcher Atemübung er am besten zurechtkommt.

Beispiele für Atemübungen sind: Atem-Achtsamkeit - Aufmerksamkeit zum Atem schicken. Achtsamkeit üben, d.h. den Moment bewusst wahrnehmen, ohne etwas zu verändern, den Atem spüren wie er kommt und geht. Dabei erkennen, dass die Atmung von ganz allein geschieht – wenn man sie lässt. Sooft am Tag wie gewünscht, mindestens dreimal täglich bewusst drei Atemzüge beobachten: beginnend mit Ausatmen, halten einer kurzen Pause und anschließendem Einatmen. Ziel: Bei sich selber bleiben. Das hilft in stressigen Situationen und verhindert im Idealfall bei ausreichender Übung eine zu flache Atmung (Schmitz-Harwardt, 2021b). Beispielhaft können weitere Übungen genannt werden, die eine vertiefte ruhigere Atmung zum Ziel haben: Bauch- oder Zwerchfellatmung – hierbei wird bewusst nicht nur in den Brustkorb geatmet, sondern tief hinunter in den Bauch hinein. Ein größeres Atemvolumen entsteht, Anspannungen werden reduziert (Schmitz-Harwardt, 2021c). Wechselseitige

Nasenatmung – hierbei wird sich locker aufrecht hingesetzt, die eine Hand liegt entspannt im Schoß, die andere Hand wird zur Nase geführt, beim Einatmen hält ein Finger das rechte Nasenloch zu, es wird durch das linke Nasenloch eingeatmet und danach auch wieder durch dieses Nasenloch aus, dann wird das linke Nasenloch mit einem Finger verschlossen und durch das rechte ein- und wieder ausgeatmet. Im Wechsel wird die Übung etwa 3 Minuten fortgeführt (Ott und Epe, 2018). Länger auszuatmen als einzuatmen ist eine weiter Möglichkeit: Doppelt so lange ausatmen wie einzuatmen hilft den Parasympathikus, der für Entspannung im Gegensatz zum Sympathikus im vegetativen Nervensystem zuständig ist, anzusprechen, das Nervensystem zu beruhigen und eine Entspannungsreaktion zu begünstigen (Lackner, 2021).

Der Patient entscheidet sich für die linksseitige Nasenatmung und die Atemtechnik des länger Aus- als Einatmens. Er hat gelernt, dass die linksseitige Nasenatmung den Parasympathikus stimuliert, der für eine Entspannungsreaktion im Gehirn verantwortlich ist. Der Patient assoziiert nun jedes Mal die Abläufe, bevor er in den Supermarkt geht. Bevor er losgeht, führt er mehrere Durchgänge linksseitige Nasenatmung durch. Er kann so entspannt losgehen und den Supermarkt betreten. Für den Aufenthalt im Supermarkt hat er geübt zu erkennen (ganz wichtig!), wenn bei ihm eine Panikspirale beginnt. Dann kann er bewusst mehrere Male deutlich länger aus- als einatmen. Er zählt dabei beim Einatmen langsam bis drei und beim Ausatmen langsam bis fünf. Nach ein paar Durchgängen hat sich die aufsteigende Panik bereits wieder gelegt. Er macht nun mehrmals hintereinander die Erfahrung, dass er die Situation kontrollieren und sich selber mittels Atemtechniken beruhigen kann und für ein ausgeglichenes Körpergefühl sorgen kann. Das gibt ihm im Sinne einer positiven Verstärkung Sicherheit und Selbstvertrauen.

6.3 Abbau verstärkter Selbstbeobachtung

Verstärkte Selbstbeobachtung entsteht in diesem Fall, weil der Patient seinen Körperfunktionen misstraut. Hier wird vereinbart, dass der Patient sich dessen gewahr wird und nach und nach versucht, seine Aufmerksamkeit weg von seinen Körperfunktionen nach außen in seine Umwelt zu richten.

6.4 Richtung der Aufmerksamkeit nach außen

Um zu lernen seine Aufmerksamkeit nach und nach vermehrt nach außen zu richten, wird mit dem Patienten die sogenannte Applied Tension Technique (ATT) eingeübt. Ein Durchgang dauert etwa 20 Minuten. In den ersten fünf Minuten soll der Patient sich auf drei verschiedene Geräusche in seiner Umgebung konzentrieren. In den zweiten fünf Minuten soll sich der Patient auf drei andere Geräusche in seiner Umgebung konzentrieren. In den dritten fünf Minuten soll sich der Patient auf ein Geräusch aus seiner Umgebung konzentrieren und dabei nach immer ein paar Sekunden ein anderes Geräusch auswählen. Und in den vierten fünf Minuten soll er sich auf alle Geräusche in seiner Umgebung gleichzeitig konzentrieren. Das Ziel ist sich nicht mehr auf die Vorgänge im eigenen Körper zu fokussieren, sondern sich mittels der Aufmerksamkeitslenkung nach außen abzulenken.

6.6 Expositionstherapie

Die Expositionstherapie kann erst zu Einsatz kommen, wenn der Patient gelernt hat, seine Gedanken zu kontrollieren und bewusst körperliche Entspannung beispielsweise mit einer Atemtechnik herbeizuführen.

In der Exposition soll sich der Patient der vormals Angst auslösenden Situation in den Supermarkt zu gehen aussetzen (wobei der Supermarkt nicht allein die angstauslösende Situation war, sondern dort die körperlichen Symptome von Herzrasen besonders häufig auftraten, wenn der Patient eine schwere Wasserkiste in den Einkaufswagen gehoben hat; in den

Supermarkt müsse er häufig, um seine Lebensmittel einzukaufen). Die Exposition kann graduiert und zu Beginn im Beisein der Therapeutin erfolgen, so dass der Patient sein Wissen und das Erlernte nach und nach einsetzen kann. Er kann beispielsweise zunächst ein paar Minuten vor dem Supermarkt stehen bleiben ohne diesen zu betreten. Beim nächsten Mal kann er länger dort stehen bleiben, beim nächsten Mal kann er hineingehen und sich fünf Minuten dort aufhalten, beim nächsten Mal kann er sich 10 Minuten dort aufhalten, bis er es schafft, einen Einkauf vollständig zu erledigen, ohne agoraphobische Symptome zu erleiden

6.7 Verlaufsbeobachtung

Im Anschluss an die achtstündige Therapie folgt eine niederfrequente Verlaufsbeobachtung alle zwei bis vier Wochen. Diese dient der weiteren Einübung der Techniken im Alltag und stabilisiert die Remission.

7 Fazit

Gesundes Atmen begünstigt lebenswichtige Stoffwechselvorgänge im Körper, beruhigt das Nervensystem und führt so zu mehr Wohlbefinden, Gesundheit und Lebensqualität. Im Rahmen einer acht Stunden dauernden kognitiven Verhaltenstherapie mit sieben Therapiebausteinen hat der Patient gelernt, seine Agoraphobie auszuhalten und bekommt keine Panikattacken mehr. Ein wesentlicher Baustein dabei war, dass er die Zusammenhänge zwischen richtigem Atmen und zentral-nervösem Erregungsniveau des autonomen Nervensystems gelernt hat. Er ist nun in der Lage, durch bewusst gesteuerte Atemverfahren sein Erregungsniveau in einem normalen Bereich zu halten und seinem Körper einen besseren Gasaustausch zu ermöglichen. Die Lebensqualität des Patienten hat sich durch die Therapie erheblich verbessert. Er verspürt kaum noch Einschränkungen.

Literaturverzeichnis

Atem-Entspannung: Ruhiger Atem – ruhiger Geist. (2019). *Zeitschrift für Kom-plementärmedizin, 11*(04), 68–69. https://doi.org/10.1055/a-0960-3765

Ehrmann W. (2000) Atemarbeit, Atemtherapie. In: Stumm G., Pritz A. (eds) Wörterbuch der Psychotherapie. Springer, Vienna. https://doi.org/10.1007/978-3-211-99131-2_117

Höck, A. (2021b, Juli 6). *Differentialdiagnose für HPP, Allgemeine Angstsymp-tome* [Vorlesungsfolien]. https://www.elearning-richter.de/Semi-nare_und_Weiterbildungen/index.php?seite=block_ueber-sicht&block=2521&. https://www.elearning-richter.de

Lackner, R. (2021). Das Nervensystem beruhigen–zur Ruhe kommen und ent-spannen. In Stabilisierung in der Traumabehandlung: Ein ganzheitliches methodenübergreifendes Praxisbuch (1. Aufl. 2021 Aufl., S. 217–229). Springer.

Lieb, K., Heßlinger, B., Dreimüller, N. & Jacob, G. (2020). *50 Fälle Psychiatrie und* Psychotherapie (6. Auflage). Elsevier GmbH.

Müller-Braunschweig, H. & Stiller, N. (2009). Atemtherapie: Grundlagen, Wir-kungsweisen, Interventionsstudien. In Körperorientierte Psychotherapie: Methoden – Anwendungen - Grundlagen (2010. Aufl., S. 157–158). Springer.

Ott, U. & Epe, J. (2018). Gesund durch Atmen: Ein Neurowissenschaftler erklärt die Heilkraft der bewussten Yoga-Atmung (1. Aufl.) [E-Book]. O.W. Barth eBook.

Schmitz-Harwardt, S. (2021a). Webinar Atemtherapie. Begleit-skript_1634_HPSchule_Richter.pdf

Schmitz-Harwardt, S. (2021b). Webinar Atemtherapie. [Vorlesungsfolien]. At-
    men - 1. Übung Achtsamkeit (1).pdf

Schmitz-Harwardt, S. (2021c). Webinar Atemtherapie. [Vorlesungsfolien].
    Atemsitzung 4 Übungen.pdf

Schmitz-Harwardt, S. (2021d). Webinar Atemtherapie. [Vorlesungsfolien]. Mid-
    dendorf.doc

Vadhan, J. & Tadi, P. (2019, 24. Dezember). Europe PMC. Europe PMC.
    https://europepmc.org/article/nbk/nbk551725

WHO – World Health Organization WHO Press Mr Ian Coltart. (2019). Tas-
    chenführer zur ICD–10–Klassifikation psychischer Störungen: Mit
    Glossar und Diagnostischen Kriterien sowie Referenztabellen ICD–10 vs.
    ICD–9 und ICD–10 vs. DSM–IV–TR (9., aktualisierte Aufl. 2019 Aufl.).
    Hogrefe AG.

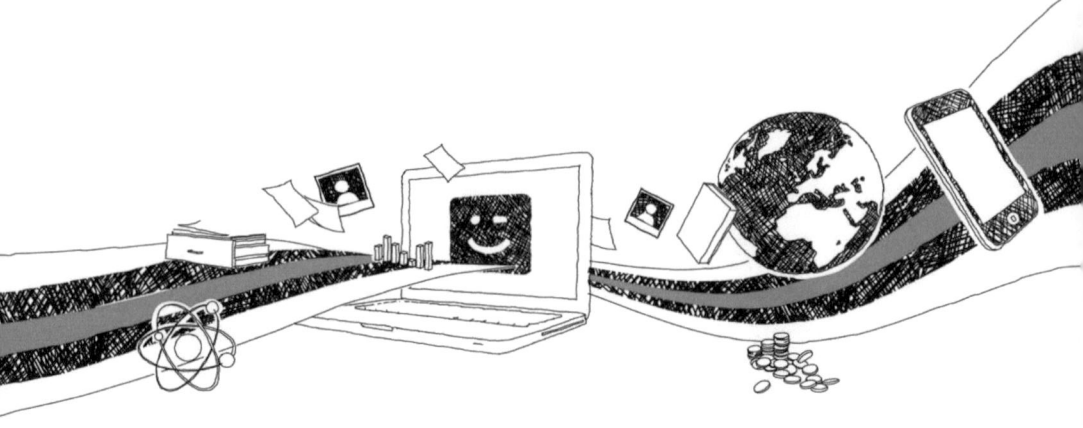
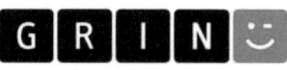

Иван Айдаров

Сельскохозяйственное использование земель лиманного орошения

LAP LAMBERT Academic Publishing

Impressum / Выходные данные

Bibliografische Information der Deutschen Nationalbibliothek: Die Deutsche Nationalbibliothek verzeichnet diese Publikation in der Deutschen Nationalbibliografie; detaillierte bibliografische Daten sind im Internet über http://dnb.d-nb.de abrufbar.
Alle in diesem Buch genannten Marken und Produktnamen unterliegen warenzeichen-, marken- oder patentrechtlichem Schutz bzw. sind Warenzeichen oder eingetragene Warenzeichen der jeweiligen Inhaber. Die Wiedergabe von Marken, Produktnamen, Gebrauchsnamen, Handelsnamen, Warenbezeichnungen u.s.w. in diesem Werk berechtigt auch ohne besondere Kennzeichnung nicht zu der Annahme, dass solche Namen im Sinne der Warenzeichen- und Markenschutzgesetzgebung als frei zu betrachten wären und daher von jedermann benutzt werden dürften.

Библиографическая информация, изданная Немецкой Национальной Библиотекой. Немецкая Национальная Библиотека включает данную публикацию в Немецкий Книжный Каталог; с подробными библиографическими данными можно ознакомиться в Интернете по адресу http://dnb.d-nb.de.
Любые названия марок и брендов, упомянутые в этой книге, принадлежат торговой марке, бренду или запатентованы и являются брендами соответствующих правообладателей. Использование названий брендов, названий товаров, торговых марок, описаний товаров, общих имён, и т.д. даже без точного упоминания в этой работе не является основанием того, что данные названия можно считать незарегистрированными под каким-либо брендом и не защищены законом о брендах и их можно использовать всем без ограничений.

Coverbild / Изображение на обложке предоставлено: www.ingimage.com

Verlag / Издатель:
LAP LAMBERT Academic Publishing
ist ein Imprint der / является торговой маркой
OmniScriptum GmbH & Co. KG
Heinrich-Böcking-Str. 6-8, 66121 Saarbrücken, Deutschland / Германия
Email / электронная почта: info@lap-publishing.com

Herstellung: siehe letzte Seite /
Напечатано: см. последнюю страницу
ISBN: 978-3-659-58800-6

Сельскохозяйственное использование земель лиманного орошения

Краткая аннотация

В работе рассмотрено современное состояние лиманного орошения в стране и проанализированы причины его низкой эффективности. Установлено, что основная причина низкой эффективности и деградации земель заключается в особенностях формирования и функционирования систем традиционного земледелия, которые в настоящее время применяются на землях лиманного орошения. Использование земель лиманного орошения для выращивания высокопродуктивных сельскохозяйственных растений в пропашных севооборотах нарушает практически все биохимические процессы в почвах, включая биоразнообразие, продукционно-деструкционные процессы, биологический круговорот и баланс гумуса. Такой подход к использованию земель лиманного орошения не учитывает необходимости сохранения и улучшения состояния естественных кормовых угодий. В работе показано, что лиманное орошение является наиболее эффективным и простым мероприятием по восстановлению и эффективному использованию деградированных кормовых угодий, площадь которых составляет десятки млн. га. Лиманное орошение естественных кормовых угодий позволяет наиболее полно использовать идеи Дарвина в части зависимости биоразнообразия и продуктивности естественных кормовых угодий от изменчивости природных и хозяйственных факторов. В работе приводится система моделей и методов составления долгосрочных прогнозов, выполнена оценка эколого-экономической эффективности различных вариантов использования земель лиманного орошения. Доказана экономическая и экологическая нецелесообразность использования земель лиманного орошения под пропашные севообороты.
Таблиц – 23, рисунков – 11, библиографий – 53.

Особенности природных условий

Лиманное орошение представляет собой один из наиболее древних и простых способов использования не зарегулированного местного стока для улучшения состояния и продуктивности естественных кормовых угодий не только в засушливых зонах, но и в зонах сезонного промерзания почв и распространения вечной мерзлоты. Природные условия рассматриваемых зон характеризуются специфическими климатическими и почвенно-мелиоративными условиями включающими:

1.Ограниченные запасы водных ресурсов, отличительной особенностью которых является неравномерное внутригодовое распределение местного стока. Режим малых рек отличается значительным весенним половодьем и практическим отсутствием стока в летне-осенний и зимний периоды [37]. Таблица 1.

Таблица 1.

Внутригодовое распределение речного стока

Регион	Сезонный сток, % от годового		
	Весна	Лето-осень	Зима
Южное Заволжье, Южное Предуралье	90-95	4-8	1-2
Урал, Западная Сибирь	45-55	35-45	10
Восточная Сибирь	70-80	15-25	5

Норма стока по разным регионам страны составляет от одного до четырех л/с км2. Очень важной особенностью местного стока является высокая изменчивость его по годам (Cv = 0,7-1,4), что делает нецелесообразным его регулирование. В условиях высокой изменчивости стока требуемые объемы водохранилищ в несколько раз превышают объем весеннего стока [37]. Таблица 2.

Таблица 2

Многолетние составляющие объема водохранилища в зависимости от обеспеченности, полезной отдачи и изменчивости стока

Обеспечен-ность, %	Коэффиц. Регулиро-вания	Объем водохранилища при разных C_v							
		0,5	0,6	0,7	0,8	0,9	1,0	1,1	1,2
Норма стока 1-4 л/с км^2									
75	0,7	0,13	0,28	0,45	0,62	0,82	1,05	-	-
	0,8	0,39	0,60	0,83	1,09	1,38	1,70	-	-
	0,9	0,79	1,08	1,43	1,80	2,20	-	-	-
90	0,7	0,58	0,92	1,30	1,71	2,15	-	-	-

	0,8	1,09	1,59	2,08	-	-	-	-	-
	0,9	2,02	-	-	-	-	-	-	-
95	0,7	0,98	1,48	2,04	-	-	-	-	-
	0,8	1,80	-	-	-	-	-	-	-
	0,9	-	-	-	-	-	-	-	-
Норма стока < 1 л/с км^2									
75	0,7	-	0,32	0,50	0,70	0,94	1,25	1,60	1,97
	0,8	-	0,68	0,95	1,27	1,64	2,05	-	-
	0,9	-	1,27	1,70	2,17	-	-	-	-
90	0,7	-	1,05	1,50	1,99	-	-	-	-
	0,8	-	1,86	2,40	-	-	-	-	-
	0,9	-	-	-	-	-	-	-	-
95	0,7	-	1,80	2,42	-	-	-	-	-
	0,8	-	-	-	-	-	-	-	-
	0,9	-	-	-	-	-	-	-	-

Увеличение объема водохранилищ в этих условиях приводит к существенным потерям воды на испарение с водной поверхности, что наряду с неравномерностью стока снижает отдачу водохранилищ [37]. Таблица 3.

Таблица 3

Зависимость отдачи водохранилища от обеспеченности и изменчивости стока

Обеспеченность, %	Отдача водохранилища при различных C$_v$							
	0,5	0,6	0,7	0,8	0,9	1,0	1,1	1,2
50	0,92	0,88	0,84	0,80	0,74	0,70	0,64	0,59
60	0,80	0,75	0,69	0,63	0,67	0,50	0,45	0,39
70	0,68	0,62	0,55	0,48	0,42	0,35	0,30	0,25
75	0,64	0,57	0,49	0,43	0,35	0,29	0,24	0,20
80	0,57	0,50	0,42	0,36	0,28	0,22	0,17	0,14
85	0,51	0,43	0,35	0,28	0,21	0,17	0,12	0,09
90	0,44	0,35	0,27	0,20	0,15	0,10	0,07	0,04
95	0,34	0,25	0,18	0,12	0,08	0,06	0,04	0,02

Таким образом, регулирование стока водохранилищами не гарантирует ежегодного дополнительного увлажнения почв заданными нормами.

2. Почвенный покров в основном формируется под действием высокого поступления солнечной энергии и недостаточного или неустойчивого естественного увлажнения, что определяет формирование черноземных, каштановых и полупустынных почв. В гидрогеологическом отношении рассматриваемые территории отличаются слабой естественной дренированностью, или практической бессточностью. Глубина залегания грунтовых вод колеблется от 2-х до 10 м [12, 21, 23]. Почвенно-мелиоративные условия определяются процессами аккумуляции водно-растворимых солей в почвах, грунтах и грунтовых водах. Характер распределения солей в почвах зависит от глубины и минерализации грунтовых вод, а также от соотношения восходящих и нисходящих потоков влаги в зоне аэрации. Практика и расчеты с использованием существующих моделей солепереноса в почвах показывают, что в случаях, когда годовое испарение (V_1) превышает поступление атмосферных осадков (V_2), т.е. $\overline{V} = \frac{V_1}{V_2} > 1$, при любом содержании солей в грунтовых водах и при пресных атмосферных осадках $\overline{n_2} = \frac{n_2}{n_1}$, ($n_1$ и n_2 – минерализация грунтовых и поливных вод) всегда наблюдается засоление почв. Соответственно, при $\overline{V} < 1$ содержание солей в почвах всегда будет меньше содержания их в грунтовых водах. При этом засоление почв не является беспредельным, а зависит от соотношения $\overline{V}$, минерализации грунтовых вод (n_1) и гидрохимических свойств почв (Pe) [4, 11]. Рисунок 1.

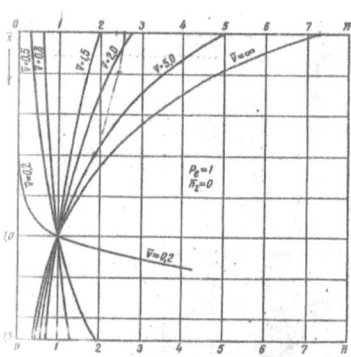

РИС 1. Схема распределения солей в почвенном слое при различных соотношениях скоростей вертикального водообмена. $\overline{V} = \frac{V_1}{V_2}$ ($Pe = 1, n_2 = 0$)

4

Влияние минерализации атмосферных осадков (n_2) показано на рисунке 2.

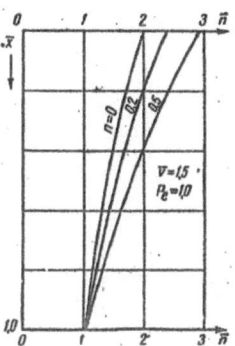

РИС 2. Влияние минерализации поливной воды на процесс засоления.

Интересно отметить, что при наличии сплошного растительного покрова, когда испарение происходит только за счет транспирации растений, наибольшее содержание солей наблюдается на глубине, соответствующей максимальному отбору влаги корнями растений [4]. Рисунок 3

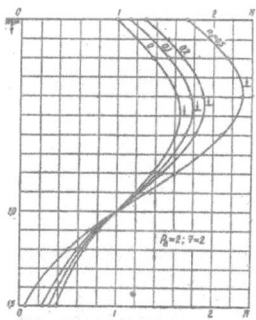

РИС 3. Влияние минерализации поливных вод на засоление почв при наличии сплошного растительного покрова.

Одной из наиболее неблагоприятных особенностей почвенного покрова является его комплексность и широкое развитие осолонцевания почв.

Это связано с тем, что в формировании солевого режима черноземных, каштановых и даже полупустынных почв большую опасность представляет не просто накопление водно-растворимых солей, а изменение состава почвенного поглощающего комплекса (ППК) и, как следствие, развитие процессов осолонцевания, слитообразования, ухудшение водно-физических свойств и снижение плодородия почв. Дело в том, что почвы с величиной ППК > 15 мг-экв/100 г обладают ярко выраженной физико-химической гетерогенностью. К этому следует добавить, что фильтрующиеся растворы представляют собой многокомпонентные смеси, следовательно, происходит изменение содержания ионов Na, Ca и Mg, как в почвенном растворе, так и в ППК. Увеличение минерализации почвенного раствора неизбежно приводит к накоплению ионов Na и Mg в ППК в результате процессов ионообменной сорбции и развитию процессов осолонцевания почв [11].

3. Природное биоразнообразие растительного покрова определяется соотношением поступления солнечной энергии и расходования ее на испарение атмосферных осадков [15].

$$\bar{R} = \frac{R}{LO_c} \qquad (1)$$

Где: $\bar{R}$ - показатель гидротермического режима; R – радиационный баланс, кДж/см^2 год; O_c – сумма атмосферных осадков, см; L – скрытая теплота парообразования, кДж/см^3 год.

Анализ имеющихся данных показывает, что биологическое разнообразие растительного покрова возрастает по мере увеличения климатического разнообразия и степени естественного увлажнения территории. Изменчивость гидротермического режима (Cv) в многолетнем плане уменьшается от степной к сухостепной и полупустынной зонам. В этом же направлении снижается климатическое и биологическое разнообразие [11, 15, 24, 36]. Таблица 4.

Таблица 4

Основные показатели состояния кормовых угодий

Природная зона	$\bar{R}$	C_v*	Относительное биоразнообразие, %	Существующее биоразнообразие, %	Урожайность, т/га	
					Природная	Современная
Степная	0,8-2,0	0,35	100	85	2,0-2,5	1,6-1,8
Сухостепная	1,7-3,3	0,17	80	56	0,6-1,0	0,3-0,5
Полупустынная	2,3-4,0	0,12	50	33	0,3-0,5	0,1-0,3

*Коэффициент вариации гидротермического режима за многолетний период.

Влияние системы земледелия на биоразнообразие и плодородие почв

Влияние биоразнообразия на продуктивность экосистем определяется общесистемным законом единства живой и неживой природы и взаимосвязью между организмами внутри экосистем. Связь живой и неживой природы зависит от состояния последней (изменение климата, биоразнообразия, нарушение структуры водного баланса и др.). Взаимодействие живых организмов в экосистемах обусловлено тем, что растения, животные и микроорганизмы не просто сосуществуют, а живут за счет друг друга. Это взаимодействие обеспечивает замкнутость биологического круговорота веществ, т.е. возвращение веществ, используемых для роста и развития одними организмами, обратно в природу другими. Без этого природа просто бы погибла. Снижение биоразнообразия нарушает оба указанных фактора и неизбежно сопровождается снижением продуктивности экосистем. Для оценки характера связи между биоразнообразием и продуктивностью можно использовать «индекс Шеннона», учитывающий видовое разнообразие и общую биомассу естественной растительности [50].

$$H = -\sum_1^n P_i log P_i \qquad (2)$$

где: H – индекс Шеннона; n – число видов; P_i – доля каждого вида (общая биомасса).

Основные причины деградации почв и низкой эффективности с/х производства на землях лиманного орошения заключаются в особенностях формирования и функционирования систем традиционного земледелия.

Использование земель лиманного орошения для выращивания высокопродуктивных с/х культур сопровождается нарушением природного биоразнообразия, которое, как известно, служит важнейшим механизмом, обеспечивающим устойчивость экосистем. Снижение биоразнообразия в свою очередь нарушает экологическое равновесие и приводит к изменению процессов массо- и энергопереноса в экосистемах и, прежде всего, в почвах. Это важно отметить, поскольку почвы играют очень большую роль в наземных экосистемах, обеспечивая жизнь обитающих в почве и на ее поверхности растений и организмов.

Проблема замены естественного отбора заключается в том, что высокопродуктивные с/х растения требуют более узких пределов и более интенсивного и точного регулирования факторов роста и развития. Поэтому, если совокупность природных растений, идеально приспособленных к особенностям почвенно-климатических условий, используют природно-ресурсный потенциал на 80-90 %, то с/х растения в многолетнем плане используют этот потенциал не более, чем на 20-30 % [23, 37, 45]. Иными словами, биологический потенциал с/х растений на землях лиманного орошения используется неудовлетворительно [10, 14, 15, 30, 32, 36, 50].

Вместе с тем, нерегулярное затопление земель естественных кормовых угодий в системах лиманного орошения, по определению, увеличивает вариацию гидротермического режима и должно не только сохранять биоразнообразие, но и повышать продуктивность и экологическую устойчивость естественных кормовых угодий.

4. Свойства и плодородие почв определяются значительным превышением производства органического вещества над его разложением. В этом находит свое отражение общесистемный принцип избыточности производства биомассы и накопления химических элементов в подстилке и в почве. Основное назначение этого принципа состоит в необходимости компенсации флуктуаций ежегодного производства органического вещества в зависимости от погоды, условий формирования подстилки в виде мертвого

органического вещества, создании условий для сохранения плодородия почв и формирования биоразнообразия. Не менее важным с точки зрения формирования биологического круговорота является соотношение мертвого органического вещества и химических элементов между подстилкой и отмершими корнями [10, 14]. Таблица 5.

Таблица 5

Соотношение массы мертвого органического вещества и химических элементов в подстилке и в почве [10]

Показатель	Тип экосистемы		
	Лесная	Степная	Пустынная
Соотношение органического вещества в подстилке и в почве	1,5-7,5 (3,5)	0,3-1,5(0,6)	0,1-0,4(0,2)
Соотношение химических элементов в подстилке и в почве	1,4-4,9(2,7)	0,2-0,9(0,5)	0,1-0,4(0,2)

Примечание: в скобках приведены средние значения

Подстилка обеспечивает перекачку химических элементов из литосферы на поверхность почвы и сохранение их в биологическом круговороте; а также предохраняет почвы от механических воздействий (эрозия, дефляция). Кроме того, подстилка играет очень важную роль в регулировании температурного режима почв и снижении в 2-3 раза физического испарения.

Анализ результатов имеющихся исторических и археологических исследований показал, что системы древнего лиманного орошения основывались на принципах бережного отношения к использованию и охране природных ресурсов. В этом случае полностью исключалась механическая обработка почв, сохранялась подстилка и дернина, не нарушался естественный растительный покров, земли лиманного орошения использовались исключительно в качестве естественных сенокосов и пастбищ. Размеры участков лиманного орошения ограничивались с целью обеспечения подземного оттока и недопущения засоления почв. Все это обеспечивало не только увеличение продуктивности естественных кормовых угодий, но и сохранение природного разнообразия луговой растительности, генофонда дикой природы и плодородия почв. По данным археологических исследований почвы древних систем лиманного орошения отличались наличием мощного гумусового горизонта и отсутствием следов засоления и осолонцевания [10, 13].

Лиманное орошение было широко развито и в СССР, площади лиманного орошения в середине прошлого века достигали 1,2-1,4 млн. га (из возможных 7 млн. га) [17, 21, 25, 35]. Лиманное орошение получило развитие в Заволжье, Восточной Сибири, на Северном Кавказе и даже в зоне вечной мерзлоты. Правда, в зоне вечной мерзлоты лиманное орошение осуществлялось в основном за счет осушения термокарстовых озер с целью регулирования не водного, а теплового режима почв. Однако в середине прошлого века отношение к лиманному орошению повсеместно существенно изменилось. Лиманное орошение стали рассматривать не как мероприятие по сохранению и улучшению состояния и продуктивности естественных кормовых угодий, а как простой и дешевый способ получения сельскохозяйственной продукции. Проблемы сохранения естественного биоразнообразия и охраны природной среды потеряли актуальность. Наряду с системами лиманного орошения, основанными на использовании не зарегулированного местного стока, строились крупные системы, предусматривающие механическую подачу воды из реки Волги (Кисловская, Палласовская и др.). Полив земель осуществлялся в виде одноразовых влагозарядковых поливов путем затопления крупных обвалованных участков нормами 3-5 тыс. $м^3$/га. Такие системы включали строительство насосных станций и каналов для подачи воды, дренажная и сбросная сети отсутствовали. Исходя из требований получения максимального объема сельскохозяйственной продукции, земли лиманного орошения стали распахивать и использовать для выращивания высокопродуктивных с/х культур. Объяснялось это достаточно просто – продуктивность с/х культур (кукуруза, сорго, подсолнечник и др.) в 1,5-10 раз по биомассе и в 1,5-6 раз по кормовой ценности в первые годы было выше на естественных кормовых угодиях [25, 34, 42, 43, 44]. Таблица 6.

Таблица 6.

Продуктивность естественных кормовых угодий и севооборотов на
землях лиманного орошения

Сельскохозяйственная культура	Сбор, т/га	
	Кормов	Кормовых единиц
Естественный травостой	1,25-2,50	0,8-1,0
Кукуруза на зеленый корм	17,2-26,0	3,22-5,22
Суданская трава на сено	4,6-5,23	1,56-2,70
Сорго на зеленый корм	21,6-29,3	3,12-6,44
Сорго на зерно	1,73	2,04
Смешанные посевы кормовых культур	33,5	5,68
Подсолнечник	17,9-20,9	2,86-3,44
Многолетние травы на сено	2,66-5,86	1,92-2,40

Однако практика показала, что ликвидация естественной луговой
растительности и применение на землях лиманного орошения традиционных
систем земледелия, включающих механическую обработку почв, нанесли
огромный ущерб природной среде и, в конечном счете, привели к деградации
земель. И тем не менее, несмотря на то, что деградация почв, при
использовании земель лиманного орошения для возделывания с/х культур, в
настоящее время стала одной из важнейших проблем, до сих пор не
существует четкого представления о понятии деградация. Причина
заключается в том, что почва рассматривается как источник элементов
питания, запасы которых можно искусственно пополнять. В связи с этим,
основной причиной деградации почв считают совокупность процессов
качественного и количественного ухудшения их свойств, снижения
плодородия и хозяйственной значимости. По существу, путают причины со
следствиями. [10, 30, 34].

Исходя из современных представлений о процессах формирования и
роли почв в наземных экосистемах, под деградацией следует понимать
совокупность природных процессов, которые приводят к ухудшению их
свойств и плодородия и изменению функций почв в наземных экосистемах.
Распашка земель лиманного орошения, внедрение севооборотов и
интенсивная обработка почв способствовали снижению природного

биоразнообразия, вплоть до формирования монокультуры [3, 7, 10, 31, 32, 39]. Таблица 7.

Таблица 7

Влияние системы земледелия на биоразнообразие

Мероприятия	Изменение видового биоразнообразия, %		
	Злаки	Осоки	Разнотравье
Естественный травостой	26,7	5,1	68,1
Внесение азота, 87 кг/га	44,0	4,5	51,5
Щелевание	56,2	4,3	39,5
Дискование	83,9	1,7	14,4
Фрезерование	88,2	0,8	11,0
Плоскорезная обработка и дискование	93,8	-	6,2
Выжигание	57,1	3,8	39,1

Снижение биоразнообразия не только невосполнимая потеря генофонда, но и потеря устойчивости наземных экосистем. Формирование агроценозов – это, по существу, замена богатой естественной растительности небольшим числом высокопродуктивных сельскохозяйственных растений, созданных в процессе искусственного отбора и требующих постоянного регулирования факторов роста и развития.

Формирование отрицательного баланса органического вещества и элементов питания в почве разрушило продукционно-деструкционные процессы и изменило направленность и интенсивность биологического круговорота воды и питательных веществ в почве. Уменьшилось суммарное содержание мертвой и живой биомассы в почве, а также содержание элементов минерального питания растений и увеличилась степень нарушения биологического круговорота [10]. Таблица 8.

Таблица 8

Суммарное содержание мертвой и живой биомассы и элементов минерального питания растений в обрабатываемых почвах в долях от содержания в естественных почвах [10]

Тип экосистемы	Биомасса	Элементы минерального питания
Степная	0.20	0.50
Сухостепная	0.30	0.25

Примечание: без учета водной эрозии почв

Развитие традиционного земледелия на землях лиманного орошения уничтожило подстилку, играющую важную роль в эволюции почв, сохранении их от механических и тепловых воздействий и формировании запасов гумуса.

Для расчета содержания гумуса в почвах обычно используют уравнение баланса, учитывающее накопление и потери гумуса [18]. Само уравнение баланса не позволяет оценить динамику запасов гумуса и не учитывает того, что интенсивность изменения запаса гумуса постепенно затухает во времени. В связи с этим, для оценки динамики запасов гумуса в почвах следует использовать эмпирическое выражение:

$$G_t = G_0 \exp\left[(\text{БК}_\text{г} - G_0 \text{К}_\text{м})\bar{t}\right] \qquad (3)$$

где G_0 и G_t - исходное ($\bar{t} = 0$) и конечное содержание гумуса (т/га); Б – ежегодное накопление органического вещества в виде подстилки и отмерших корней (т/га/год); Кг – коэффициент гумификации сухого органического вещества; Км –коэффициент минерализации гумуса; $\bar{t}$ – относительное время, $\bar{t} = \frac{t}{100}$; t - время, годы; 100 – время стабилизации запасов гумуса, годы [26].

В природных условиях БК$_\text{г}$ = G_0 К$_\text{м}$, то есть, количество гумуса практически не изменяется. При нарушении природного равновесия (при распашке), как правило, БК$_\text{г}$ < G_0 К$_\text{м}$, что приводит к сокращению запаса гумуса и снижению плодородия почв, поскольку все водно-физические и физико-химические свойства зависят от содержания гумуса.

Эффективность и стабильность использования биологического потенциала высокопродуктивных с/х растений на землях лиманного орошения не достигается в виду невозможности оптимального и устойчивого регулирования водного режима почв. Вариация урожаев с/х культур значительно выше вариации водного режима почв и составляет 0,45-0,50 и 0,30 соответственно. Связано это с тем, что с/х растения, в отличие от

13

природных, не обладают внутренней устойчивостью и сильнее реагируют на изменение водного режима [2, 19].

Таким образом, основной причиной деградации почв существующего лиманного орошения является нарушение практически всех биохимических процессов, определяющих функционирование почв в естественных условиях. Степень изменения водно-физических и микробиологических свойств почв, в зависимости от содержания гумуса, приведены в таблице 9 [10, 14, 23, 24, 30, 34, 44, 52].

Таблица 9

Степень изменения свойств обрабатываемых почв, по сравнению с целинными (%)

Показатели	Целинные почвы	Деградированные почвы		
		Слабо	Умеренно	Сильно
Содержание гумуса	100	90-85	84-50	49-20
Плотность почв	100	103-105	106-115	116-130
Пористость почв	100	98-95	94-90	93-85
Содержание водопрочных агрегатов	100	60-40	39-20	< 10
Соотношение межагрегатной и внутриагрегатной пористости	100	95-65	64-45	44-20
Влагоемкость почв	100	98-95	94-80	79-65
Водопроницаемость почв	100	65-60	59-10	9-5
Биомасса почвенных микроорганизмов	100	80	40	15

Практика лиманного орошения показала, что увеличение оросительных норм с целью повышения урожайности во многих случаях сопровождается подъемом уровня, увеличением минерализации грунтовых вод и засолением почв, включая и прилегающие земли [11, 23]. Таблицы 10 и 11.

Таблица 10

Изменение водного и солевого режимов земель лиманного орошения в Волгоградской области (Кисловская оросительно-обводнительная система)

Показатели	Годы					
	1963	1966	1968	1970	1972	1973

УГВ, м	6,0	5,0	4,8	4,3	3,0	3,0
С, г/л	2,0	18,0	15,0	10,0	7,0	7,0
C_0, %	0,23	-	-	-	-	0,41

Примечание: УГВ – глубина залегания грунтовых вод; С – минерализация грунтовых вод; C_0 – содержание солей в метровом слое почв.

Таблица 11

Влияние лиманного орошения на солевой режим почв.

Название лимана	Норма затопления, $м^3$/га	Содержание солей в почвах, %	
		В центре лимана	На прилегающих территориях
Чуриков	2-2,5	0,58	0,65
Неспи	2,5-3	0,66	2,14
Александрово-Гайский	5-6	1,04	2,51
Храпун	5,5-6,5	1,40	7,18
Кожемякин	9-10	0,76	2,40
Пришиб	7-9	0,70	1,94
Августовский	2,5-3	0,06	0,59

Стремление увеличить продуктивность и улучшить свойства почв требует применения системы агрохимических мероприятий. Однако практика применения агрохимических мероприятий свидетельствует о том, что восполнение дефицита элементов минерального питания в почвах за счет внесения удобрений весьма эффективно только при дозах не более 100 кг/га. Применение более высоких доз вызывает ухудшение свойств и плодородия почв [7, 29]. Таблица 12.

Таблица 12.

Ущерб почвенному плодородию при внесении минеральных удобрений

Доза внесения удобрений, кг/га	Урожайность, т/га	Прирост урожая, кг на 1 кг удобрений	Природное плодородие почв, %
0	1,0	-	100
50	1,7	34	100
100	2,3	23	100
150	2,9	19	99
200	3,4	17	98

250	3,7	15	97
300	4,0	13	95
350	4,3	12	93
400	4,4	11	90
450	4,45	10	85

Выполненный краткий обзор показал, что распашка и использование земель лиманного орошения для выращивания высокопродуктивных с/х культур с целью увеличения объема с/х продукции неизбежно приводит к катастрофическим последствиям - уже через 15-20 лет земли лиманного орошения теряют плодородие и практически выбывают из сельскохозяйственного оборота. За период с 1979 по 2000 годы площади лиманного орошения в стране сократились с 500 до 200 тыс. га. Наиболее наглядным примером деградации земель лиманного орошения является Калмыкия [10, 17, 24, 25, 34, 45]. Таблица 13.

Таблица 13.

Динамика площадей и продуктивности земель лиманного орошения в Калмыкии

Годы	Существующие площади, тыс. га	Фактически используемые площади, тыс. га	Оросительные нормы, тыс. $м^3$/га	Урожайность, т/га
1981	67,9	37,0	3,2	1,53
1986	83,7	41,0	3,0	1,48
1990	54,2	42,0	2,7	1,50
1996	45,2	22,0	2,8	0,85
1997	43,1	19,0	2,7	0,80
1998	43,1	16,0	3,2	0,50

Рассмотрим основные направления и принципы управления водным, солевым и биологическим режимами земель лиманного орошения.

Согласно общепринятым представлениям почва – это самостоятельное биокосное тело, возникшее на поверхности Земли в результате взаимодействия биотических, абиотических и антропогенных факторов и обладающее плодородием, т.е. способностью обеспечивать рост и развитие растений и производство продовольствия и сырья, необходимых для жизни человека. В связи с таким общим определением наука о почвах дифференцирована на целый ряд отдельных направлений, характеризующих чисто утилитарное отношение к почвам: агрономическое и мелиоративное почвоведение; физика, химия, биология, агрохимия, география почв и др. Каждое из этих направлений использует свои методы исследований, общей целью которых является повышение реального плодородия, т.е. получение высоких урожаев сельскохозяйственных растений. Вопросам роли почв в обеспечении устойчивости наземных экосистем и биосферы, основным компонентом которых является почва, до недавнего времени не уделялось достаточного внимания.

В последние годы наметились существенные перемены в области изучения и использования почв, произошла смена парадигмы. Произошел сдвиг приоритетов от экономических ценностей к экологическим, отражающий осознание закона убывающей отдачи и глобального ухудшения состояния почвенного покрова и наземных экосистем [10].

Проблемы управления развитием почв

Современное содержание проблемы управления развитием почв, ее экологические и социально-экономические аспекты и глобальные масштабы деградации обрабатываемых земель требуют, прежде всего, определения целей управления развитием почв. Сложность проблемы состоит в том, что почва одновременно является самостоятельным биокосным телом, компонентом наземных экосистем, связующим звеном между атмосферой, сушей и океаном, а также объектом труда и средством производства в сельском хозяйстве.

В связи с этим, основная цель управления развитием почв заключается в выборе среди всех многочисленных процессов и свойств только тех, которые наиболее важны для обеспечения целостности и функционирования самих почв, наземных экосистем, биосферы и благосостоянии человека. При таком подходе моделирование процессов и свойств почв должно основываться на использовании интегральных показателей, характеризующих рассматриваемый объект в системе природа – человек. Следует, однако, отметить, что оценка интегральных показателей почв далеко не всегда доступна для непосредственных измерений.

Основным свойством почв как объекта исследований принято считать плодородие, т.е. способность обеспечивать рост и развитие растений и производство биомассы. Этот показатель используется со времен зарождения земледелия и отражает лишь стремление человека решать социально-экономические проблемы. Вместе с тем, сейчас хорошо известно, что увеличение реального плодородия обрабатываемых почв за счет осуществления комплекса агрономических, агротехнических, агрохимических, гидротехнических и других мероприятий сопровождается как деградацией самих почв, так и нарушением наземных экосистем и ухудшением состояния биосферы. Это означает, что решить проблему управления развитием почв невозможно, действуя теми же способами, которые привели к их деградации.

Для комплексного решения проблемы управления развитием почв необходимо иметь систему моделей, описывающих их взаимодействие со всеми компонентами биосферы. К сожалению, науки о земле пока не располагают достаточными знаниями и данными для разработки системы динамических моделей. В связи с этим, в настоящее время приходится использовать имеющиеся имитационные модели отдельных биотических и абиотических процессов.

Требования к методам управления развитием почв должны включать:

- рассмотрение системы простых моделей, описывающих не только формирование свойств и плодородия почв, но и взаимодействие их с компонентами биосферы;

- учет требований сельскохозяйственного производства;

- простоту практического использования и минимум дополнительной информации;

- возможность использования моделей для разработки долгосрочных (более 20-50 лет) прогнозов состояния почв, обоснование системы природоохранных мероприятий и оценки эколого-экономической их эффективности.

Сложность разработки методов управления развитием почв заключается еще и в том, что формирование почв определяется совокупностью множества процессов биотической и абиотической природы, протекающих с различной интенсивностью (от часов и суток до десятков и сотен лет). Поэтому в практике мелиорации земель используются различные подходы к моделированию развития почв, позволяющие оценить процессы формирования и важность отдельных факторов, влияющих на свойства и плодородие почв.

Анализ причинно-следственных связей показывает, что основными характеристиками, определяющими состояние и продуктивность почв, являются содержание гумуса, илистых частиц и кислотно-щелочные условия. Все остальные показатели – плотность, пористость, влагоемкость, содержание элементов минерального питания, ППК, плодородие и продуктивность почв, биомасса почвенных микроорганизмов функционально связаны в основном с содержанием гумуса [10, 11, 14, 30, 32, 36, 50 и др.].

За период с 1986 по 2008 г запасы гумуса в пахотных почвах в целом по стране снизились на 12 %. Это очень большая величина, если учесть, что за 100 лет (с 1883 по 1983) запасы гумуса в почвах уменьшились примерно на 18-20 % [38]. Основной причиной сработки запасов гумуса в пахотных почвах является нарушение принципа избыточности производства биомассы над ее потреблением. Этот принцип известен как «закон возврата» Либиха. Отчуждение части биомассы с урожаем и уничтожение подстилки и степного войлока без равного возврата органического вещества в почву неизбежно влечет за собой сработку запасов гумуса. Это является главным отличием агроценоза от биогеоценоза. Последствия сработки запасов гумуса проявляются в ухудшении экологических функций почвы (снижение биоразнообразия и объема почвенной флоры и фауны, нарушение взаимодействия биологического и геологического круговоротов и др.), а также в ухудшении социально-экономических функций почв (снижение продуктивности и стабильности с/х производства).

В связи с этим, основным требованием восстановления свойств и плодородия пахотных почв является формирование бездефицитного (положительного) баланса гумуса за счет компенсации дефицита органического вещества в почве (См. выражение (3)).

Известно, что продуктивность агроценозов в 1.3-10 раз выше, чем в природных фитоценозах. Однако высокая биологическая продуктивность агроценозов обеспечивается за счет использования химических удобрений и средств защиты растений. Кроме того, большая часть биомассы отчуждается с урожаем. По существу же, это означает игнорирование важнейшей роли природного биоразнообразия растительности в функционировании наземных экосистем. Такой подход противоречит требованиям устойчивого развития. Какова же реальная роль природного биоразнообразия растительного покрова в функционировании наземных экосистем? Для этого необходимо вернуться к определению понятия «экосистема». Экосистема – динамический комплекс сообществ растений, животных, микроорганизмов и неживой природы, взаимодействующих как сложное функциональное единство. Не вдаваясь в детали, отметим, что основным механизмом устойчивого функционирования экосистем, является биоразнообразие. Живые организмы в экосистемах не просто сосуществуют, они живут за счет друг друга – отходы жизнедеятельности одних организмов являются источником жизни других. Таким образом, биоразнообразие является одним из основных факторов, регулирующих состояние почв и природной среды в целом. Нарушение одного или нескольких звеньев биоразнообразия приводит к развитию цепных реакций и деградации почв и экосистем, вплоть до полного их разрушения. Существующее представление о природном плодородии почв не отражает его действительной роли. Природное плодородие обеспечивает формирование биоразнообразия и одновременно зависит от него.

Необходимо учитывать, что в неравновесной системе «почва – наземные экосистемы» действуют биологические механизмы, регулирующие состояние природной среды. Действие этих механизмов известно как «Принцип Ле-Шателье – Брауна». Этот принцип отражает общесистемную закономерность, согласно которой любые изменения системы порождают в ней процессы, направленные на компенсацию этих изменений. Однако следует иметь в виду, что в природе существуют предельные значения антропогенного воздействия, при превышении которых действие принципа Ле-Шателье – Брауна нарушается.

Попытки применения традиционных методов моделирования в природопользовании пока не увенчались успехом. Все трудности моделирования имеют одну общую причину – редукционизм и невозможность использования существующих моделей для описания динамики сложных неравновесных природных систем и процессов. Вместе с тем, отсутствие моделей, основанных на представлениях неравновесной термодинамики, не может служить причиной отказа от попытки решения экологических и социальных проблем. Возможной альтернативой редукционизму является системный анализ, который позволяет обобщить данные многочисленных исследований состояния природных систем. Это дает возможность получить эмпирические зависимости между явлениями и не только составить адекватное формальное описание поведения природных экосистем, но и в первом приближении учесть необратимый характер природных процессов. Для этого необходимо установить связь между степенью нарушенности экосистем и интенсивностью антропогенного воздействия на природную среду. Такая связь была предложена Одумом для оценки суммарного эколого-социально-экономического эффекта при различных соотношениях преобразованных и естественных угодий $(\overline{\omega})$ [30].

Степень нарушенности природных экосистем, как интегральный показатель их состояния, определяется набором земельных угодий, с учетом их экологической значимости, которая, в свою очередь, зависит от биоразнообразия, и отношением интенсивно используемых земель (пашня, населенные пункты, промзоны) к общей площади экосистем $\overline{\omega} = \frac{\omega_1}{\omega_2}$ ($\overline{\omega}$ - степень нарушения структуры экосистем; ω_1 - площадь интенсивно используемых земель, га; ω_2 - общая площадь экосистем, га.) [9, 10, 30, 50].

Для оценки степени нарушенности экосистем, в зависимости от степени изменения биоразнообразия воспользуемся материалами отечественных и зарубежных исследований [8, 10, 24, 30, 36, 50]. При этом учитывались особенности природных условий и масштабы урбанизации. Расчеты выполнены для почвенно-климатических зон России. Обобщение и статистическая обработка многочисленных данных позволили получить зависимость степени нарушения экосистем от $(\overline{\omega})$ в виде:

$$Э_0 = а\overline{\omega} + в\overline{\omega}^2 \qquad (4)$$

где: $Э_0$ – степень нарушенности экосистем, %; ($\overline{\omega}$) – степень изменения структуры экосистемы, зависящая от биоразнообразия; а и в – коэффициенты, значения которых приведены в таблице 14.

Таблица 14

Значения коэффициентов «а» и «в»

Природно-климатическая зона	а	в
Лесная	0,4	0,04

Лесостепная	0,5	0,02
Степная	0,6	0,015
Сухостепная	0,4	0,045

Полученные зависимости, несмотря на их простоту, оказались очень информативными:

- во-первых, нелинейность связи свидетельствует о том, что в открытой системе «природа – человек» происходят не только обратимые, но и необратимые биологические процессы, которые могут привести к разрушению системы;

- во-вторых, они позволяют оценить пороговые значения нагрузки на систему ($\overline{\omega} \leq 15 - 25$ %), при которых перестает действовать принцип Ле-Шателье – Брауна, т.е. экосистемы начинают самопроизвольно разрушаться. При этом процесс самопроизвольного разрушения экосистем усиливается во времени даже при сохранении существующей нагрузки на систему. Изменение ЭО во времени описывается выражением [8]:

$$Э(t) = Э_0 \exp(0{,}01t) \tag{5}$$

где: $Э_0$ – площади нарушенных экосистем в момент времени t = 0, %; Э(t) – то же самое в любой момент времени t > 0; t – время, годы;

- в третьих – антропогенная нагрузка на природные системы в России значительно превышает пороговые значения, что объясняет потерю экологической устойчивости и ухудшение состояния природной среды и благосостояния населения;

- в четвертых, полученные результаты дают возможность подойти к оценке экологической эффективности различных мероприятий, направленных на улучшение состояния природной среды. Основными целями стратегии решения проблем природопользования   являются: восстановление качества нарушенных экосистемных функций и услуг; улучшение состояния природных экосистем до уровня, при котором будет восстановлено действия принципа Ле-Шателье – Брауна, т.е. использование биологических механизмов, регулирующих состояние системы «природа – человек» не во вред, а во благо человека.

Однако прежде чем говорить о комплексе необходимых мероприятий, следует рассмотреть возможность восстановления нарушенных экосистем и повышения качества экосистемных услуг, а также время их релаксации.

Данные многолетних исследований дают основание утверждать, что нарушенные экосистемы после снятия (или уменьшения) антропогенной нагрузки могут самостоятельно восстанавливаться. Вместе с тем, естественное восстановление возможно лишь в тех случаях, когда снижение биоразнообразия и продуктивности экосистем не превышает 40-50 %. При превышении этого предела восстановление нарушенных экосистем требует значительно больших затрат и времени. Существующий опыт восстановления Черноземельских пастбищ на юге России и сильно деградированных земель Великих равнин США являются наглядным тому подтверждением. Проблема заключается не в возможности, а в сроках и стоимости восстановления нарушенных экосистем. Восстановление деградированных экосистем в России и США потребовало 20-25 лет. Сплошная распашка земель в США в 30-е годы прошлого века привела к нарушению экологического равновесия прерий, спровоцировавшему засухи, пыльные бури и разрушение почв. В общей сложности пострадало более 36 млн. га земель, большинство из которых были полностью деградированы. Главным направлением программы восстановления земель стало залужение эродированных и подверженных ветровой эрозии почв в сочетании с созданием и реконструкцией защитных лесных насаждений и фитомелиорациями, т.е. увеличение биоразнообразия и устойчивости экосистем. В конечном счете, низкотравные прерии были при помощи фито- и агролесомелиорации восстановлены и в настоящее время используются в качестве отгонных пастбищ. Низкотравные прерии (аналог наших сухих степей) используются как кормовая база для молодняка мясных пород скота. Молодняк скота закупается в восточных штатах, где отсутствуют весенне-летние кормовые угодья, и выпасаются на прериях до глубокой осени. Такая система мелиорации земель и организации мясного скотоводства оправдала себя как с экономической, так и с экологической точек зрения. Она исключает ежегодную обработку почв и заготовку сена и фуража на зиму, сохраняя при этом биоту и экологическое равновесие прерий [51].

Нарушение экосистем черных земель в России в результате с/х деятельности губительно отразилась на состоянии растительного и почвенного покрова. По результатам мониторинга в 1996 г на степном участке биосферного заповедника «Черные земли» из общей площади 94 тыс. га участки с полнопрофильными почвами составляли всего 2 тыс. га. В настоящее время в результате проведения фитомелиорации и снижения пастбищной нагрузки в растительном покрове заповедника уменьшилась роль однолетних и сорных видов трав и возросла экологическая значимость степного разнотравья, произошло широкое распространение по площади заповедника ковыля-тырсы. Инвазия ковыля-тырсы сыграла огромную роль в ускорении формирования сплошного растительного покрова и восстановлении нарушенных экосистем. В течение 6-8 лет простые группировки эфемеров были вытеснены ковыльными ассоциациями. Ковыльные ассоциации в настоящее время представляют собой уже сомкнутые фитоценозы с проективным покрытием 80-94 % и продуктивностью сухой биомассы 16-18 ц/га. Мощная корневая система и сформировавшаяся дернина резко снизили интенсивность ветровой эрозии и создали благоприятные условия для дальнейшего формирования растительности [41]. До полного восстановления коренных злаково-полынных сообществ необходимо еще время, но уже сейчас можно говорить о высокой эффективности фитомелиорации и лесных насаждений.

Таким образом, восстановление нарушенных экосистем до уровня, при котором начинает действовать принцип Ле-Шателье – Брауна, вполне осуществимо, но требует существенных затрат и времени. Чем раньше будут приняты необходимые меры, тем меньше будут ущербы и затраты. В связи с этим, состав мероприятий по восстановлению естественных кормовых угодий должен включать изменение структуры использования земель лиманного орошения, основной целью которого является увеличение биоразнообразия и восстановление нарушенных экосистем, а не получение максимальных урожаев сельскохозяйственных культур.

Существующие в настоящее время методы восстановления естественных кормовых угодий основаны на применении фито и агролесомелиораций. Системы лиманного орошения, как уже указывалось ранее, не рассматриваются как мероприятия по сохранению и улучшению кормовых угодий.

Вместе с тем, известно, что для объективной оценки восстановления и последующего использования кормовых угодий с помощью лиманного орошения необходимо знать степень деградации и продолжительность периода восстановления, многолетнюю динамику видового биоразнообразия, проективного покрытия, интенсивность эрозии и дефляции почв и продуктивность естественной луговой растительности в зависимости от особенностей климата и хозяйственной нагрузки. Все это требует разработки методов составления долгосрочных прогнозов изменения состояния земель лиманного орошения.

Разработка долгосрочных прогнозов

Долгое время почва и земля считались синонимами, в связи с чем, проблема деградации земель ограничивалась рассмотрением деградации почв, основными причинами которой считались эрозия, дефляция, засоление почв, сработка запасов гумуса и др. [8, 17, 18]. С современных позиций земля рассматривается как природный объект и природный ресурс [10, 46, 48, 49]. Земля как природный объект представляет собой совокупность экосистем, а как природный ресурс – ряд взаимодействующих и взаимообусловленных компонентов (климат, биота, почва, водные ресурсы и др.). Состояние компонентов земли определяется состоянием экосистем и, в первую очередь, видовым разнообразием растительных сообществ. Особая важность биоразнообразия признана мировым сообществом и отражена в Декларации: «Выход из кризиса и новые начала», принятой на встрече лидеров восьми стран в 2010 г. «Мы признаем, что нынешние темпы потери биоразнообразия представляют собой серьезную угрозу, поскольку биологически разнообразные и устойчивые экосистемы играют важную роль в обеспечении благосостояния людей, устойчивого развития и сокращения масштабов нищеты» [39].

В основу составления долгосрочных прогнозов восстановления и последующего использования восстановленных кормовых угодий положена система уравнений, описывающих динамику видового состава зональных растений и влияние его на свойства и продуктивность почв. Для расчета изменения видового состава растительности можно использовать логистическое уравнение, с помощью которого описывается динамика популяций с учетом доступных для растений природных ресурсов и уровня антропогенной нагрузки. Для практических расчетов целесообразно применять конечно-разностное логистическое уравнение в виде: [10, 33].

$$N_2 = N_1[1 + r(1 - \frac{N_1}{K})] \qquad (6)$$

Где: N_1 и N_2 — начальное и конечное видовое разнообразие с интервалом в 1 год, % от природного; К — предельная численность популяции, соответствующая условиям конкретного года и системе мелиоративных мероприятий. Величина «К» определяется с учетом видового состава и кормовой ценности зональных растений в зависимости от тепло и влагообеспеченности конкретных лет, $K = f(\overline{R})$; $\overline{R} = \frac{R}{LO_c}$ (R — радиационный баланс, кДж/см2год; Ос — сумма атмосферных осадков, см; L — скрытая теплота парообразования, кДж/см3 год); r — коэффициент, характеризующий уровень пастбищной нагрузки, $r = \frac{\Pi_0}{\Pi_0 - \Pi_1}$; Π_0 и Π_1 — продуктивность пастбищ и отчуждение биомассы с урожаем, % от природной. Продолжительность расчетного периода $\geq$ 20-50 лет.

При составлении прогноза необходимо иметь в виду, что полное восстановление деградированных пастбищ в условиях хозяйственного использования принципиально невозможно. Восстановление экосистем возможно только до уровня, при котором сохраняется действие принципа Ле-Шателье – Брауна, т.е. до уровня, обеспечивающего их устойчивое функционирование. Предельная потеря биоразнообразия растительного покрова, для условий полупустынной и сухостепной зон, не должна превышать 15-25 %. Превышение указанных пределов неизбежно приводит к деградации экосистем. Величину проективного покрытия и интенсивность смыва почвы в результате эрозии можно оценить, используя выражения (7) и (8), полученные на основании обобщения имеющихся данных [8, 10, 16].

$$S = 1 - \exp(-0{,}02\,N) \qquad\qquad (7)$$

$$A = \exp(-3\,S) \qquad\qquad (8)$$

Где: S – проективное покрытие, в долях от общей площади пастбища; N – биоразнообразие, %; A – смыв почвы, в долях от смыва с оголенной поверхности (при уклонах $\leq$ 0,05). Величина смыва почвы с оголенной поверхности определяется с использованием универсального уравнения Киркби [10, 22].

Изменение продуктивности пастбищ, в зависимости от видового разнообразия растительности можно принять в соответствии с работой [16].

Таблица 15

Зависимость продуктивности пастбищ от видового разнообразия растительности

N, %	100	90	80	60	40	20	0
Π_0, %	100	95	85	55	20	7	0

Изменение естественного водного режима почв в результате разового весеннего увлажнения земель лиманного орошения будет сопровождаться не только увеличением биологической продуктивности, но и изменением солевого режима почв. Направленность и интенсивность солевого режима почв зависит от почвенно-мелиоративных условий, норм затопления, гидрогеологических условий, глубины и минерализации грунтовых вод (см. рис. 1, 2, 3) [4, 11]

В северной и западной частях территории возможного лиманного орошения, характеризующихся глубоким залеганием уровня грунтовых вод (> 10 м) и незасоленными почвами, задача регулирования водно-солевого режима почв не представляет особых трудностей. В этом случае расчет систем лиманного орошения сводится к определению возможных размеров лиманов, а также к составлению прогнозов водного и солевого режимов и продуктивности с/х растений [11].

$$F = (1000hk_0\omega\alpha)/M \qquad (9)$$

Где: F – площадь лиманного орошении, га; h – норма весеннего стока, мм; k_0 – модульный коэффициент для перехода от нормы стока к величинам заданной обеспеченности; ω – площадь водосбора, км^2; α = 0,8-0,9; M – оросительная норма брутто, м^3/га, M = Ор + е; Ор – оросительная норма нетто, м^3/га; е – испарение с водной поверхности в период затопления лимана, м^3/га.

В настоящее время $O_р$ определяется из условий требований с/х растений к водному режиму почв и на практике составляет от 2 до 10 тыс. м^3/га. [12, 21, 25, 42, 43].

Для южной и восточной частей территорий возможного лиманного орошения, характеризующихся близким залеганием уровня грунтовых вод (3-5 м), слабой естественной дренированностью и засолением грунтов и грунтовых вод, создание требуемого водного и солевого режимов почв лиманного орошения встречает большие трудности. В этих случаях оросительная норма определяется свободной емкостью зоны аэрации. Следовательно, задачей расчета систем лиманного орошения является определение нормы затопления, сработки грунтовых вод после затопления за счет суммарного испарения и оттока в сторону неорошаемых земель. Наибольшую сложность представляет составление прогноза солевого режима почв и состава ППК. Для составления прогноза используют разработанные математические модели солепереноса в почвах [4, 11].

Рассмотрим некоторые вопросы составления прогнозов водного и солевого режимов земель лиманного орошения и обоснования режима затопления, размеров и размещения лиманов для наиболее тяжелых почвенно-мелиоративных и гидрогеологических условий.

В строгой постановке математическое описание этих процессов чрезвычайно сложно, т.к. связано с решением системы дифференциальных уравнений, отражающих динамику грунтовых вод, влажности почв, химического состава почвенных растворов, ППК и др. В связи с этим, целесообразно рассматривать вначале динамику водного режима земель лиманного орошения, а затем, используя полученные результаты, составлять прогноз солевого режима почв.

Прогноз водного и солевого режимов

Прежде, чем излагать методику составления прогнозов, укажем на некоторые особенности управления водным и солевым режимами почв лиманного орошения, занятых естественной луговой растительностью. Особенности эти связаны, прежде всего, с требованиями естественной растительности к факторам роста и развития. Удельное (м^3/т) и общее (м^3/га) водопотребление естественной луговой растительности значительно (более, чем в 2 раза) ниже, чем водопотребление входящих в севооборот сельскохозяйственных растений. Кроме того, естественная луговая растительность менее требовательна к пределам регулирования солевого режима почв. Это существенно упрощает управление водным и солевым режимами почв лиманного орошения и позволяет увеличить эффективность использования природно-ресурсного потенциала, включая климатические, водные, земельные и биологические ресурсы.

Для оценки динамики водного и солевого режимов почв при орошении необходимо знать количественные связи влаго- и солепереноса с природными и хозяйственными условиями. Вместе с тем, использование сложных уравнений массопереноса в почвах, основанных на учете всего многообразия факторов, требует определения многочисленных параметров. Поэтому, для составления прогноза необходим учет наиболее существенных процессов и применение наиболее простых моделей. Для расчета динамики водного режима земель лиманного орошения, характеризующихся хорошей естественной дренированностью и глубоким залеганием уровня грунтовых вод (> 10 м), целесообразно использовать достаточно простой метод [5, 11]. Прогнозный водный режим почв определяется из уравнения баланса и уравнения, связывающего процессы влагообмена между корнеобитаемым слоем, атмосферой и ниже лежащими горизонтами.

$$\overline{W_2} = \overline{W_1} + \frac{\Delta t}{r_0(m_0 - W_0)}(O_c + O_p - E - g) \qquad (10)$$

$$g = K_{\text{в}} \overline{W}_{\text{ср}}^{3,5} \qquad (11)$$

где: $\overline{W}_{1,2}$ - относительная влажность почвы в начале и в конце расчетного периода $\overline{W} = \frac{W - W_0}{m_0 - W_0}$; m_0 – пористость, в долях от объема; W_0 – максимальная молекулярная влагоемкость, в долях от объема; W – влажность почвы, в долях от объема; r_0 – мощность корнеобитаемого слоя, м; Δt –расчетный период, сут.; $K_{\text{в}}$ – коэффициент влагопроводности при относительной влажности $\overline{W}_{\text{ср}}$; g - влагообмен между почвой и ниже лежащими горизонами.

Зависимость (11) для таких условий может быть представлена в удобном для расчета виде [11]. Рисунок 4.

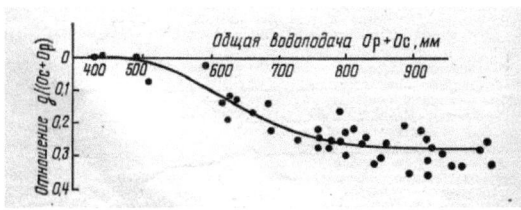

РИС 4. Зависимость влагообмена почвенного и подстилающего горизонтов от суммарной водоподачи.

Преимущества предлагаемого метода составления прогноза водного режима заключаются в простоте расчетов и минимальном количестве параметров, которые достаточно просто определяются в процессе почвенных изысканий. Значения влажности корнеобитаемого слоя могут быть заданы для любой естественной луговой растительности. Величина суммарного испарения с достаточной точностью определяется в зависимости от биологических особенностей растений, температуры и влажности воздуха и суммарной водоподачи.

Изменение уровня грунтовых вод в центре лимана к концу затопления можно оценивать с использованием уравнения [5]:

$$\Delta h = \frac{O_p}{\mu} F_0(\tau) \tag{12}$$

Где: Δh – подъем уровня грунтовых вод, м; O_p – норма затопления, м; $F_0(\tau)$ - специальная функция; $\tau = \frac{at}{B^2}$; а - проводимость пласта, м^2/сутки; $a = \frac{KT}{2\mu_в}$; К и Т – коэффициент фильтрации и мощность водоносного пласта, м/сутки и м; μ – недостаток насыщения отложений зоны аэрации; μв – коэффициент водоотдачи; В – ширина лимана, м.

При высокой проводимости пласта, когда $\tau \geq 100$, предельный подъем уровня грунтовых вод в центре лимана не превысит (0,1-0,2) от $\frac{O_p}{\mu}$. Таким образом, проблема с подтоплением и засолением земель, при использовании пресных вод для полива, полностью исключается.

Иначе обстоит дело с составлением прогноза водного и солевого режимов земель лиманного орошения, характеризующихся очень слабой естественной дренированностью и близким залеганием уровня грунтовых вод. В этом случае необходимо рассматривать следующие стадии формирования водно-солевого режима почв:

- подъем уровня грунтовых вод при затоплении и опреснение почв;

- сработка грунтовых вод в вегетационный период за счет суммарного испарения, включая испарение грунтовых вод, и накопление солей в почвах;

- изменение водного режима лиманов в осенне-зимний период и перераспределение солей за счет атмосферных осадков.

Для оценки уровня подъема грунтовых вод в центре лимана после затопления используется выражение (12). Однако при значениях $\tau \leq 0,1$, что характерно для очень слабо дренированных земель, $F_0(\tau) = 1$, а значит:

$$\Delta h = \frac{O_p}{\mu_\text{в}} \qquad (13)$$

Правомерность такой оценки подъема уровня грунтовых вод при затоплении хорошо подтверждается данными многолетних экспериментальных исследований. При исходной глубине грунтовых вод 2,5-3 м, величине водоподачи 3,5-4 тыс. м3/га и недостатке насыщения зоны аэрации 0,2-0,25 расчетный подъем уровня грунтовых вод составит 1,4-2 м. Фактические значения Δh по данным пятилетних исследований на 5 участках лиманного орошения составляет 1,3-1,9 м [12]. Для оценки содержания солей в почве после затопления необходимо знать норму подачи воды и гидрохимические параметры солепереноса.

Сработка грунтовых вод в вегетационный период происходит за счет суммарного испарения. Для составления прогноза солевого режима почв к концу вегетационного периода необходимо знать среднюю интенсивность расходования грунтовых вод в зависимости от их уровня и водно-физических свойств почв и грунтов. Оценку сработки уровня и запасов грунтовых вод за вегетационный период можно производить, используя выражение [5]:

$$\Delta h = \frac{h_0 - h_1}{1 + \frac{h_0}{h_0 - h_1} \times \frac{m h_0}{t \psi}} \qquad (14)$$

Где: Δh – сработка уровня грунтовых вод за вегетационный период t, м; h_0 – глубина грунтовых вод, при которой начинается заметное испарение, м; h_1 – начальный уровень грунтовых вод после затопления, м; m –свободная пористость в области изменения уровня грунтовых вод, доли от объема; ψ – потенциальная испаряемость при близком уровне грунтовых вод, м.

Проверка возможности применения выражения (12-14) выполнена по данным натурных исследований для лиманов, характеризующихся

31

следующими условиями: ω_1 = 0,45; ω_0 = 0,33; h_0 = 3м; h_1 = 3 м; подземный отток отсутствует. Результаты сопоставления расчетных и натурных данных по ряду лиманов Гурьевской и Уральской областей Казахстана приведены в таблице 16 [11, 12].

Таблица 16

Сопоставление расчетных и фактических данных по глубине грунтовых вод на участках лиманного орошения Заволжья

Год	Месяц	Лиман № 42		Олентинский лиман		Колдыгайский лиман	
		Расчет.	Факт.	Расчет.	Факт.	Расчет.	Факт.
1965	4	-	-	1,40	1,40	1,30	1,00
	5	0	0	2,00	1,90	1,80	1,90
	6	1,80	1,50	2,10	2,50	2,20	2,30
	7	2,10	2,00	2.30	2,70	2,30	2.60
	8	2,20	2,70	2,35	2,80	2,35	2,70
	9	2,40	3,00	2,40	3,00	2,40	2,70
	10	2,50	3,10	2,45	2,85	2,50	2,70
	11	2,60	3,10	2,50	2,90	2,60	2,70
	12	2,65	3,00	2,50	2,50	2,60	2,70
1966	1	2,70	3,00	2,50	2,30	2,60	2,80
	2	2,80	3,00	2,50	2,50	2,60	2,80
	3	2,85	3,00	1,25	1,17	1,20	0,90
	4	0	0	1,80	1,20	1,70	1,30
	5	0,80	0,70	2,00	1,60	2,10	2,00
	6	2,00	1,80	2,20	2,20	2,25	2,20
	7	2,20	2,00	2,30	2,70	2,30	2,30
	8	2,30	2,30	2,40	2,80	2,80	2,50
	9	2,40	2,70	2,50	2,80	2,60	2,60

Для составления прогноза солевого режима почв в конце вегетационного периода необходимо знать среднюю интенсивность расходования грунтовых вод на испарение. Для оценки изменения запасов грунтовых вод за период вегетации используется выражение[5]:

$$g = \Delta h(\delta)\omega_1 \qquad (15)$$

Где: g - сработка запасов грунтовых вод за период вегетации в результате суммарного испарения, м; $\delta = f(\beta)$; β - определяется в зависимости от водно-физических свойств почв и грунтов для среднего положения грунтовых вод:

$$\beta = \frac{\Delta h}{h_0}\left[1 - \left(\frac{\omega_0}{\omega_1}\right)2\right] \qquad (16)$$

Где: ω_0 и ω_1 — максимальная молекулярная и полная влагоемкость почв, доли от объема.

Таблица 17

Зависимость δ от колебания уровня грунтовых вод и водно-физических свойств почв

β	δ	β	δ	β	δ
0	0	0,30	0,163	0,70	0,452
0,05	0,025	0,40	0,225	0,80	0,553
0,10	0,051	0,50	0,293	0,90	0,684
0,20	0,106	0,60	0,368	1,00	1,000

Формирование водного и солевого режимов почв лиманного орошения в осенне-зимний период происходит под влиянием атмосферных осадков и испарения с поверхности почвы.

Для расчета среднего содержания солей в слое $0 < x \leq L$ разработана номограмма (рис. 5), где $Pe = \dfrac{L}{m_0\lambda}$, $\bar{c}_- = \dfrac{C_- - C_1}{C_0 - C_1}$ соответствует процессу рассоления почвы, когда среднее за время t потоки влаги направлены вниз ($\bar{t} > 0$) - сплошные линии. $\bar{c}_+ = \dfrac{C_+ - C_1}{C_0 - C_1}$ соответствует процессу засоления почв, когда потоки влаги направлены вверх ($\bar{t} < 0$) – пунктирные линии; C_0 – исходное содержание солей, %; C_1 – минерализация поливной воды, ($C_1 \geq 0$); C_+ и C_- - содержание солей на конец расчетного периода, %.

33

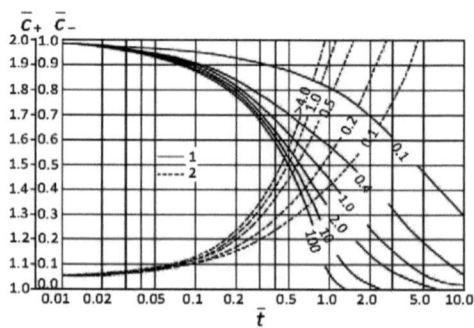

Рисунок 5. Номограмма для расчета динамики изменения среднего содержания солей в слое $0 < x \le L$, %; $\bar{t} = \dfrac{O_p + O_c - E}{x m_0}$; O_p и O_c – суммарное поступление воды; E – суммарное испарение; x и m_0 – мощность и пористость расчетного слоя почвы.

При оценке солевого режима почв с высоким ППК (более 15-20 мг-экв/100 г) необходимо учитывать кроме суммы токсичных солей содержание катионов кальция, натрия и магния в почвенном растворе и в ППК. В этом случае модель должна рассматривать процессы конвективной диффузии и равновесную динамику ионообменной сорбции [11].

Таким образом, солевой режим земель лиманного орошения формируется в условиях периодической смены направленности процессов солепереноса. В связи с этим, задача управления водным и солевым режимами состоит в подборе соответствующего режима затопления, который обеспечит не только требования растений, но и сохранение свойств и плодородия почв. При этом очень важным является проблема площадей и размещения отдельных участков лиманного орошения. На основании выполненных исследований и анализа гидрогеологических и климатических показателей сформулированы требования к размерам и размещению отдельных участков лиманного орошения. Таблица 18.

Таблица 18.

Требования к площадям и размещению отдельных участков лиманного орошения

КТ*, м^2/сут.	Площадь участков, га	Испаряемость E_0, мм	$\Delta h/H_0$**	Расстояния между участками***
< 50-100	≤ 100	1000-1200	$\leq 0,4$-0,5	(3-5)В
100-200	100-250	1000-1200	$\leq 0,4$-0,5	(3-5)В
200-500	250-300	1000-1200	$\leq 0,4$-0,5	(3-5)В

*КТ – проводимость водоносного пласта; **Δh –подъем уровня грунтовых вод при затоплении, м; H_0 – исходный уровень грунтовых вод, м; ***В – ширина участка лиманного орошения, м.

Прогноз биоразнообразия и продуктивности земель

Рассматривается многоярусный лиман, расположенный в Заволжье. Почвенный покров участка представлен каштановыми почвами. Среднемноголетняя влаго- и теплообеспеченность, по данным ближайшей метеорологической станции, составляет: осадки Ос = 260 мм, показатель гидротермического режима $\overline{R} = 2,5$. Динамика указанных показателей по годам различной обеспеченности приведена в таблице 19.

Таблица 19.

Величины показателей влаго- и теплообеспеченности

Показатели	Обеспеченность лет по сумме атмосферных осадков,%					
	5	15	25	50	75	95
O_c, мм	400	350	320	260	210	150
$\overline{R}$	1,7	1,9	2,0	2,5	3,1	4,3

В расчетах использованы фактические данные по Ос и $\overline{R}$ за 1935-54 годы. Расчетный период (20 лет) включает годы с естественной влагообеспеченностью от 2 до 97 %, т.е. очень влажные и очень сухие годы. Таблица 20.

Таблица 20

Влаго- и теплообеспеченность за период с 1935 по 1954 гг.

Годы	P*, %	Сумма O_c, мм	В том числе по периодам:		$\overline{R}$
			Вегетационный	Осенне-зимний	
1935	37	270	167	103	2,4

35

1936	82	180	112	68	3,6
1937	73	230	143	87	3,0
1938	75	210	130	80	3,1
1939	73	230	143	84	3,0
1940	32	290	180	110	2,2
1941	97	130	81	49	4,3
1942	30	300	186	114	2,2
1943	80	190	118	72	3,4
1944	2	450	279	171	1,5
1945	20	320	198	122	1,9
1946	50	260	161	99	2,5
1947	5	400	248	152	1,7
1948	70	220	136	84	2,8
1949	68	215	133	82	2,7
1950	75	210	130	80	3,1
1951	30	360	186	174	2,2
1952	32	290	180	110	2,3
1953	11	350	217	133	1,7
1954	50	260	161	99	2,5

*Р – обеспеченность года по сумме осадков

Участок с поверхности сложен толщей слабопроницаемых отложений, подстилаемых водоупором. Естественное дренирование слабое. Основные гидрогеологические и почвенно-мелиоративные характеристики участка лиманного орошения приведены в таблице 21.

Таблица 21

Гидрогеологические и почвенно-мелиоративные характеристики участка

Характеристики	Единицы измерения	Значения
Мощность покровных отложений – T	м	10
Коэффициент фильтрации покровных отложений - $K_ф$	м/сут	0,3
Коэффициент водоотдачи - μ	-	0,05
Исходный уровень грунтовых вод – h_1	м	3,0
Уровень грунтовых вод, при котором испарение с их поверхности равно 0 – h_0	м	3,0
Недостаток насыщения зоны аэрации – $\mu_в$	-	0,25
Потенциальное испарение грунтовых вод - ψ	м	1,0

Пористость почв – m_0	Доли объема	0,5
Максимальная молекулярная влагоемкость – ω_0	-«-	0,26
Полная влагоемкость – ω_1	-«-	0,45
Запасы гумуса в почве - G	т/га	
Минерализация атмосферных осадков – C_1	г/л	0
Исходное содержание солей в слое 0-100 см – C_0	%	0,5
Продолжительность вегетационного периода - t	сутки	180
Параметр Пекле - Ре	-	0,4
Емкость поглощения почв - ППК	Мг-экв/100 г	25
Исходный состав ППК, в том числе: Na	%	2
Ca	-«-	88
Mg	-«-	10

Нормы разового увлажнения лимана, в зависимости от обеспеченности атмосферными осадками и степени засоления почв, составляют от 500 до 3000 м^3/га. Рисунок 6. При назначении норм затопления необходимо соблюдать несколько требований: увеличение влагообеспеченности, регулирование требований солевого режима почв и увеличение вариабельности влаго- и теплообеспеченности по сравнению с природной (см. табл. 4).

Для расчетов многолетней динамики уровня грунтовых вод и содержания солей в почвах использованы выражения (13-16), таблицы 16-21 и рисунок 5. Результаты расчетов динамики водного и солевого режимов почв приведены на рисунках 7, 8.

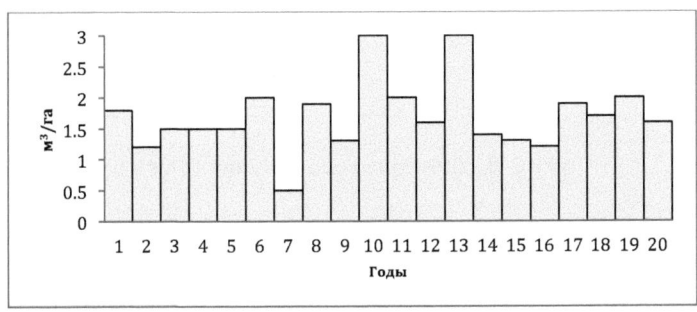

РИС 6. Величина норм затопления лимана

37

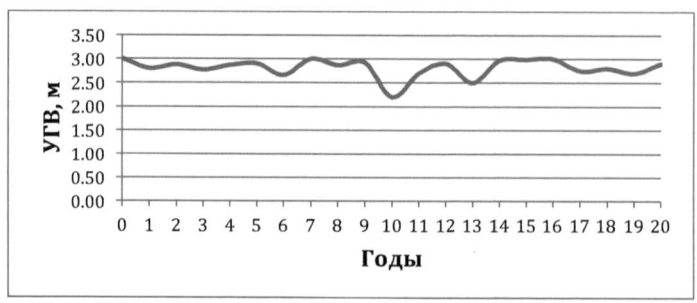

РИС 7. Динамика уровня грунтовых вод.

Полученные данные показывают, что в рассматриваемых условиях нормы разового увлажнения не должны превышать 1200-1600 м³/га, что с точки зрения водного режима может обеспечить продуктивность луговой растительности не менее 2-3 т/га. Увеличение норм до 2000-3000 м³/га вызвано необходимостью регулирования солевого режима почв (рис. 8).

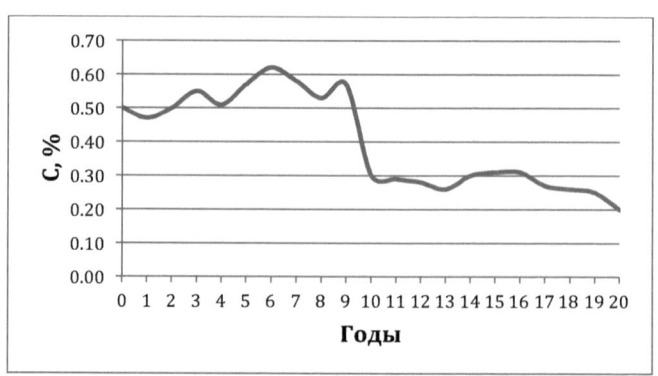

РИС 8. Динамика содержания соли в слое 0-100 см.

Уровни грунтовых вод по отдельным годам изменяются в пределах от 2,20 до 3,0 м, что не приводит к переувлажнению почв (рис. 7). Следует отметить, что динамика уровня грунтовых вод связана не только с нормами затопления, но и с внутригодовым распределением атмосферных осадков (см. табл. 20).

38

Расчеты содержания солей в почве, выполненные по отдельным периодам года (затопление, вегетационный, осенне-зимний), свидетельствуют об отсутствии процессов соленакопления. Максимальное содержание солей в почве наблюдается в самый засушливый 1941 г, когда сумма атмосферных осадков не превышает 130 мм, а норма затопления лимана составляет 500 м^3/га (рис. 6, табл. 20). Однако такое увеличение содержания солей в слое 0-100 см (0,61 %) не является критическим и не влияет на рост и развитие естественной луговой растительности. Расчеты состава ППК подтверждают отсутствие процессов осолонцевания почв. Содержание ионов Na в ППК в самый неблагоприятный засушливый год не превышает 4 %.

Выполненные расчеты не противоречат имеющимся фактическим данным по лиманам Заволжья и дают основание утверждать, что управление водным и солевым режимами земель лиманного орошения, без ущерба для почв и естественной луговой растительности, вполне осуществимо. Более того, за счет сокращения норм затопления можно существенно увеличить площади лиманного орошения и более эффективно использовать ограниченные ресурсы местного стока.

При решении проблемы увеличения биоразнообразия и продуктивности естественной луговой растительности и эффективности использования природно-ресурсного потенциала земель лиманного орошения необходимо учитывать следующие требования:

- влияние влагообеспеченности и изменчивости гидротермического режима на биоразнообразие и продуктивность луговой растительности. Это требование в принципе должно учитываться при обосновании норм затопления лиманов. Выполненные выше расчеты прогнозов водного и солевого режимов показали, что при нормах от 500 до 3000 м3/га увеличивается не только влагообеспеченность, но и изменчивость гидротермического режима, что очень важно с точки зрения сохранения и увеличения биоразнообразия;

- необходимость увеличения эффективности использования природно-ресурсного потенциала, сохранения устойчивого функционирования природной системы и превращения сельского хозяйства из основного фактора, обусловливающего деградацию земель лиманного орошения, в природоохранное мероприятие;

- использование системного анализа и имитационного моделирования природных и хозяйственных процессов. При этом, экологию и экономику следует рассматривать как два аспекта междисциплинарной отрасли научных знаний, а не противопоставлять их друг другу. Экология как наука изучает сложные взаимодействия живых организмов между собой и с абиотическими компонентами природы, а экономика – методы управления этими взаимодействиями;

- случайный характер изменчивости биоразнообразия и продуктивности земель лиманного орошения по годам и ее влияние на эффективность животноводства;

- влияние уровня антропогенной нагрузки на состояние биоразнообразия и продуктивность земель лиманного орошения;

- влияние биоразнообразия и продуктивности естественной растительности лиманов на почвы, включая запасы гумуса, водно-физические и физико-химические свойства и плодородие почв.

При моделировании динамики биоразнообразия необходимо учитывать, что естественная луговая растительность представляет собой открытую систему, в которой преобладает не стабильность и равновесие, а неустойчивость и неравновесность. В связи с этим, система очень чувствительна ко всяким внешним воздействиям природного и антропогенного характера. В системах лиманного орошения природные воздействия, включающие влаго- и теплообеспеченность, имеют случайную природу. И чем более разнообразными становятся природные воздействия, тем более сложной становится организация системы. Вот почему увеличение изменчивости климатических условий сопровождается ростом биоразнообразия (см. табл. 4).

В экологии классическим уравнением, описывающим динамику популяций из «N» видов растений, с учетом производства и отчуждения биомассы и ограниченных ресурсов влаго- и теплообеспеченности, является приведенное выше логистическое уравнение (см. выражение 6). В идеальном случае при K = const и любом исходном значении N_1, конечное значение – N_2 зависит только от «K» и «r» [33]. Это означает, что система стремится к стационарному состоянию. Однако это далеко от действительности. В соответствии с дарвиновской теорией естественного отбора, если в системе нет случайных флуктуаций внешних факторов , то нет и необходимости в ее эволюции. В природных условиях такое положение полностью исключено, поскольку влаго- и теплообеспеченность не стабильна, а носит случайный характер. Следовательно, значения «К» и «г» нельзя считать постоянными. В этом случае в системе будут происходить изменения, которые при определенных условиях могут привести к ее разрушению. Дискретное логистическое уравнение (выражение 6) описывает сильно упрощенную ситуацию, и, тем не менее, оно позволяет количественно оценить динамику биоразнообразия и продуктивности растительности в системах лиманного орошения. Каждое состояние биоразнообразия растительности, определяемое уравнением (6), носит временный характер и будет изменяться в соответствии с флуктуацией природных и хозяйственных факторов. Таким образом, лиманное орошение позволяет согласовать случайность и необходимость, т.е. в полной мере использовать идеи дарвиновской теории отбора с целью улучшения состояния кормовых угодий.

Для составления прогноза динамики биоразнообразия и продуктивности луговой растительности необходимо знать количественные связи величин «К» и «г», входящих в выражение (6), с природными и хозяйственными факторами. В качестве хозяйственного фактора использована величина отчуждения с урожаем от 0 до до 60 % от общей наземной биомассы. Соответственно, величина «г» по вариантам составляет: 1,00; 1,25; 1,43; 1,67; 2,00; 2,50. В качестве основного природного фактора принят показатель гидротермического режима $\overline{R}$ за конкретные годы. При оценке количественной связи $K = f(\overline{R})$ использованы экологические таблицы Раменского [36]. Рассматривался видовой состав зональной растительности, включающий растения, имеющие высокую, среднюю и низкую кормовую ценность, для которых известны требования к водному и солевому режимам почв. Сорная растительность, не поедаемая животными, в расчетах не учитывалась. Связано это с тем, что сорная растительность не имеет хозяйственной ценности. Зависимость продуктивности растительности принята по данным Ворониной [16] (см. таблицу 15). При отсутствии фактических данных для оценки продуктивности, в зависимости от биоразнообразия, можно использовать «индекс Шеннона».

В качестве объекта рассматривался участок лиманного орошения с уклонами поверхности 0,001-0,002, который в течение длительного периода использовался под травяно-пропашной севооборот. За прошедшие годы запасы гумуса в почвах уменьшились на 20 т/га и составляют 180 т/га. На участке предварительно было выполнено залужение. Исходный уровень биоразнообразия – 35 %, проективное покрытие – 0,5, смыв почвы в результате эрозии – 3,3 т/га в год (0,22 от 15 т/га в год при N = 35).

Рассмотрим вначале эффективность залужения земель. Выполненные расчеты показывают, что восстановление деградированных кормовых угодий за счет залужения и фитомелиораций достаточно эффективно только при малых хозяйственных нагрузках ($r \leq 1,25$-$1,30$). Увеличение нагрузки приводит к потере устойчивости луговой растительности, которая при $r > 1,3$ деградирует.

Положение N = 0 не свидетельствует о полной потере биоразнообразия, просто модель (6) описывает ситуацию, когда, при определенных соотношениях природных и хозяйственных факторов, происходит смена видового состава растительности. Полезные растения практически полностью выпадают, а их место занимают сорные растения, у которых в этих условиях появляется серьезное преимущество – они не поедаются животными. Таким образом, модель позволяет количественно описать ситуацию, при которой происходит не потеря биоразнообразия вообще, а потеря хозяйственной ценности кормовых угодий. Данные натурных исследований подтверждают это; соотношение численности полезных и сорных растений в природных условиях составляет 0,9, а на сильно деградированных пастбищах – 0,10 [36, 53].

Полученные расчетные данные по величине допустимой хозяйственной нагрузки ($r \leq 1,25 - 1,30$) на кормовые угодья существенно ниже рекомендуемых в литературе [35, 53]. Причина этого несоответствия заключается в игнорировании требований сохранения устойчивости фитоценозов кормовых угодий.

Переходя к оценке эффективности лиманного орошения, напомним, что, по определению, оно должно обеспечить увеличение не только степени увлажнения земель, но и вариабельности увлажнения земель по годам (см. таблицу 4). Последнее условие вытекает из требований закона естественного отбора. Оба эти требования были учтены при составлении прогноза водного и солевого режимов земель лиманного орошения. Динамика показателя «$\bar{R}$» отражает и увеличение влагообеспеченности и ее изменчивость по годам. Среднее значение «$\bar{R}$» при лиманном орошении снижается с 2,50 до 1,55, а коэффициент вариации увеличивается с 0,25 до 0,40. Рисунок 9.

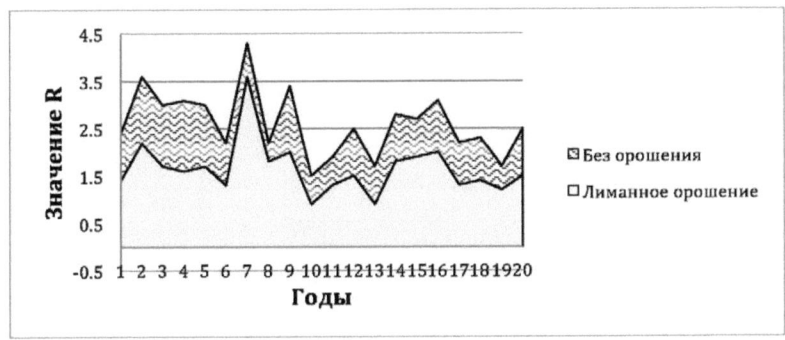

РИС 9. Значения $\bar{R}$ по годам

Расчеты биоразнообразия растительности показали, что растительные сообщества при лиманном орошении гораздо более устойчивы и разрушаются только при r > 1,67. Рисунок 10.

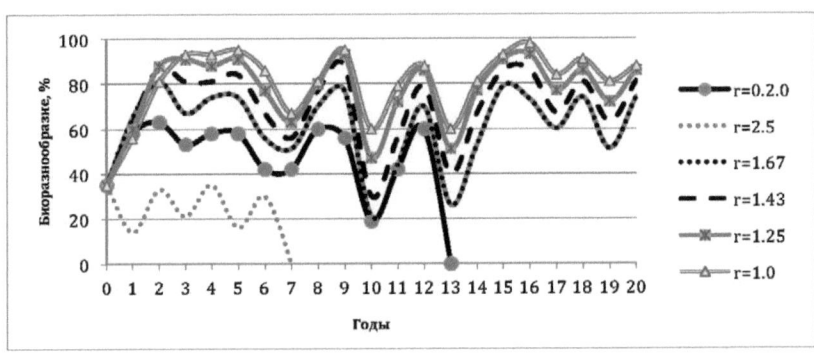

РИС 10. Динамика биоразнообразия луговой растительности на землях лиманного орошения в зависимости от величины хозяйственной нагрузки

Сопоставление эффективности лиманного орошения и не орошаемых земель приведена в таблице 22.

Таблица 22

Показатели	Значения показателей при различных «r»				
	1,0	1,25	1,43	1,67	2,0
Без орошения					
Биоразнообразие, % от природного	75	70	54	0	0
Коэффициент вариации биоразнообразия	0,30	0,35	0,40	-	-
Продуктивность, % от природной	76	70	42	0	0
Коэффициент вариации продуктивности	0,40	0,43	0,70	-	-
При лиманном орошении					
Биоразнообразие, % от природного	83	80	68	60	0
Коэффициент вариации биоразнообразия	0,14	0,15	0,17	0,25	-
Продуктивность, % от природной	90	85	67	55	0
Коэффициент вариации продуктивности	0,16	0,17	0,30	0,39	-

Анализ эффективности залужения и лиманного орошения будет не полным, если не учесть изменение свойств и плодородия почв. Учитывая, что основным фактором, определяющим плодородие почв, являются запасы гумуса, оценим баланс гумуса, используя данные таблицы 22, выражения (7 и 8) по продуктивности кормовых угодий и выражение (3). Исходные данные и результаты расчетов запаса гумуса в почвах приведены в таблице 23 [9, 11, 18, 24, 26].

Таблица 23

Исходные данные и результаты расчетов запасов гумуса в почвах

Показатели	Значения показателей	
	Без орошения	При лиманном орошении
Проективное покрытие при r = 1,00	0,76	0,80
r = 1,25	0,74	0,78
r = 1,43	0,64	0,73
r = 1,67	-	0,68
Интенсивность эрозии, т/га при r = 1,00	1,00	0,90
r = 1,25	1,10	1,00

r = 1,43	1,50	1,10
r = 1,67	-	1,30
Соотношение живой наземной и общей биомассы растительности	1:5	1:5
Коэффициент гумификации сухого органического вещества, %	20	20
Коэффициент минерализации гумуса, %	0,7	0,7
Исходные запасы гумуса в почве, т/га	180	180
Содержание гумуса на конец расчетного периода, т/га при r = 1,00	183	185
r = 1,25	180	183
r = 1,43	178	182
r = 1,67	-	180

Полученные данные показывают, что залужение деградированных кормовых угодий, с точки зрения восстановления запасов гумуса, эффективно без орошения при малых хозяйственных нагрузках (r ≤ 1,25-1,30), а на землях лиманного орошения эффективно при нагрузках r ≤ 1,67. Степень изменения водно-физических и микробиологических свойств почв можно оценить по данным таблицы 9. Обращает на себя внимание тот факт, что полное восстановление природных запасов гумуса даже за 100 лет не возможно. Однако для практики важна не столько степень восстановления запасов, сколько формирование положительного баланса гумуса, т.е. направленность процесса.

Эколого-экономическая эффективность

В заключение работы оценим эколого-экономическую эффективность лиманного орошения. В соответствии с существующими нормативно-методическими документами основным критерием оценки эффективности инвестиционных проектов является чистый дисконтированный доход (ЧДД), который представляет собой разницу между суммарным эффектом и суммарным ущербом за весь расчетный период. ЧДД как показатель эффективности обладает неоспоримыми преимуществами по сравнению с другими критериями. Он в принципе позволяет учитывать экологические, социальные, экономические и временные факторы, стоимость природного и человеческого капитала и основные цели инвестиционных проектов [28].

$$ЧДД = \sum_1^T(Э_ф - У)(1 + Е_н)^{-t} - К \qquad (17)$$

где: ЧДД – чистый дисконтированный доход, руб.; Эф – экономический эффект в виде стоимости произведенной сельскохозяйственной продукции, руб.; У – экологический ущерб природной среде, руб.; Ен – коэффициент дисконтирования, %; К – капитальные вложения в строительство системы лиманного орошения, руб.; Т – расчетный период, годы; t – годы.

Инвестиционный проект считается рентабельным при условии ЧДД > 0.

Вместе с тем, практика показывает, что при использовании ЧДД для оценки эффективности проектов обычно исходят из традиционных представлений природопользования. Такой подход к оценке эффективности не отвечает современным требованиям устойчивого развития сельского хозяйства, которые предполагают комплексное решение экологических, социальных и экономических проблем. Причин тому много, но основными из них являются:

- стремление интенсивного использования природных ресурсов с целью быстрого получения максимальной материальной выгоды;

- представление о возможности полного восстановления природной среды за счет осуществления природоохранных мероприятий;

- оценка стоимости природоохранных мероприятий как рыночной стоимости ущербов отдельным компонентам природной среды;

- однозначность выбора расчетного варианта проекта без оценки экологического риска ухудшения природной среды, здоровья населения и требований устойчивого развития;

- рыночные отношения как основу достижения успеха, для чего не требуется государственного управления и контроля.

В современных условиях, когда воздействие на природную среду в стране повсеместно превысило допустимые пределы, сопровождается самопроизвольным разрушением экосистем и дальнейшим развитием масштабов деградации земель, выбор цели и состава инвестиционных проектов в области сельского хозяйства становится неформальной процедурой. Этот выбор должен основываться на идеях устойчивого развития и включать совокупность различных проектов. Исходя из требований устойчивого развития и сложившейся ситуации, совокупность отдельных проектов должна быть многоцелевой, т.е. предусматривать решение всех возникающих системных проблем, положительных и отрицательных эффектов, которые не рассматриваются при реализации каждого из проектов в отдельности и следовательно не учитываются при оценке их эффективности. В этом случае наиболее эффективным будет решение проблем лиманного орошения, основанных на рассмотрении различных сочетаний природных и хозяйственных факторов. Оценка эффективности каждого из сочетаний различных факторов рассматривается по отдельности в качестве альтернативных вариантов, в число которых входит:

- восстановление биоразнообразия и устойчивости экосистем до уровня, при котором предотвращаются самопроизвольное их разрушение;

- получение необходимой продукции;

- восстановление деградированных земель, включая увеличение проективного покрытия, предотвращение эрозии и формирование положительного баланса гумуса в почвах.

В настоящее время инвестиционные проекты в области природопользования являются по существу одноцелевыми, т.е. эффективность их не зависит от осуществления других проектов. К таким проектам относятся существующие проекты лиманного орошения, предусматривающие организацию пропашных севооборотов и соответствующее регулирование факторов роста и развития с/х растений с целью максимального увеличения их урожайности. Неэффективность таких проектов очевидна и нашла отражение в федеральном законодательстве: «Осуществление мелиоративных мероприятий (улучшение земель) не должно приводить к ухудшению состояния окружающей природной среды» и далее «В проектах мелиорации земель должен быть разработан раздел охраны окружающей среды» [46, 47, 48, 49].

Оценка эффективности инвестиционных проектов является наиболее ответственным этапом принятия решения, от которого зависит не только рациональное использование природных ресурсов и благосостояние населения, но и экологическая безопасность страны. Объективность и достоверность оценки эффективности проектов в области сельского хозяйства зависит от методических подходов к определению суммарных эффектов, ущербов и затрат за весь расчетный период. Практика показала, что в настоящее время экологический ущерб при расчете ЧДД рекомендуется определять покомпонентно с использованием нормативных методов оценки, основанных на использовании законодательно установленных стоимостных показателей и фиксированных величин, заменяющих оценку реальных затрат. Используемые в России методики оценки ущерба природной среде, включают показатели хозяйственной деятельности, которые сводятся к двум основным типам нормативных оценок [27, 28]:

- расчет ущерба через оценку снижения биологической продуктивности (урожайности с/х культур);

- определение ущерба по величине затрат на охрану, воспроизводство или восстановление природной среды.

Наибольшее распространение получили методики, основанные на использовании минимального размера заработной платы при исчислении штрафов или компенсации ущерба [27, 28]. В результате таких расчетов ущерб природной среде искусственно занижается.

Совершенно необоснованной является и покомпонентная оценка ущерба. Это противоречит самой идее оценки экологического ущерба. В качестве примера можно привести экосистему Камчатки. Исчезновение или нарушение популяции лососей, являющейся основным источником белков и жиров для хищных животных и птиц, может привести к разрушению всей экосистемы. Поэтому покомпонентный подход к оценке экологического ущерба не приемлем, также как и устойчивое убеждение – чем больше компонентов будет учтено при расчете ущерба, тем лучше.

Таким образом, методы оценки эффективности инвестиционных проектов, основанные на традиционных рыночных отношениях и получении максимальной прибыли, должны уступить место эколого-экономической оценке сельскохозяйственного производства, основной целью которого является сохранение биоразнообразия и устойчивости экосистем. При такой постановке проблемы необходимо вместо рыночной стоимости природных ресурсов учитывать их экологическую ценность. Понятие «экологической ценности» шире, чем понятие «рыночной цены», т.к. связано с нематериальными экосистемными услугами, которые природная среда предоставляет человеку. Сложность оценки экологической ценности заключается в том, что экосистемные услуги не вовлечены в рыночные отношения и не имеют формальной цены.

Спрос на экосистемные услуги в настоящее время настолько велик, что замена одних услуг другими стала правилом. Вместе с тем следует учитывать, что экосистемы – это сложные динамические образования, в которых существуют жесткие ограничения возможных замещений. Можно увеличить производство кормов за счет перевода луговых экосистем в агроценозы, но при этом сокращается обеспечение другими экосистемными услугами, такими, как биоразнообразие, климат и т. д., что, в конечном счете, приводит к деградации кормовых угодий.

В последние годы опубликовано много работ, посвященных оценке экосистемных услуг [1]. Основная проблема, при этом заключается в отсутствии четких представлений о составе и качестве экосистемных услуг. В связи с этим, в расчетах учитывается различное количество экосистемных услуг (от 6 до 20 и более). В одних работах стоимость экосистемных услуг оценивается по отношению к рыночной стоимости природных ресурсов, в других – в денежном выражении. При оценке ценности экосистемных услуг используется метод замещения утраченных регулирующих, обеспечивающих, культурных и других услуг. Обобщение имеющихся материалов показало, что соотношение рыночной стоимости и экологической ценности природных ресурсов, в зависимости от состава и ценности учитываемых экосистемных услуг, колеблется от 1:5 до 1:100. Экологическая ценность земель в денежном выражении, в зависимости от полноты учета основных услуг, изменяется от 23 до 70 тыс. \$/га (в среднем 35-50 тыс. \$/га) [1]. Для России экологическая ценность различных земельных угодий по различным природным зонам изменяется от 10 до 40 тыс. \$/га [1, 8, 10].

Для определения ценности теряемых экосистемных услуг (экологического ущерба) в конкретных условиях необходимо знать масштабы и характер сельскохозяйственного воздействия и уровень деградации экосистем. В качестве основного показателя деградации экосистем можно использовать величину снижения биоразнообразия, поскольку именно оно определяет ценность экосистемных услуг, а значит и экологический ущерб. Экологический ущерб можно определить, используя выражение [10]:

$$У = 10\text{-}4\ \text{ЭλЦ} \qquad\qquad (18)$$

где: У – экологический ущерб, руб./га; λ – степень снижения биоразнообразия, в %; Э – степень нарушенности экосистем, в %; Ц – ценность экосистемных услуг, руб./га.

При оценке степени нарушенности экосистем необходимо учитывать не только нарушение структуры биогеоценозов, но и интенсивность техногенного загрязнения.

Экономический эффект, достигаемый в период времени «Т», включает выручку от реализации продукции сельского хозяйства с учетом надбавки за экологичность и качество [27].

Не менее важным при расчете ЧДД является обоснование продолжительности расчетного периода, ставки дисконтирования и затрат на природоохранные мероприятия. Продолжительность расчетного периода ($\geq$ 20 лет) связана с тем, что экологические последствия хозяйственной деятельности проявляются не сразу, поэтому существующая система планирования, ориентированная на кратко или среднесрочную перспективу (5-10 лет) неприемлема.

При существующей в России рыночной экономике ставка дисконтирования рассматривается как норма прибыли на вложенный капитал и принимается на уровне ставки банковских депозитов (6-8 %). Такой подход к обоснованию ставки дисконтирования не учитывает возможные ущербы природной среде в перспективе, т.е. основное требование устойчивого развития. В связи с этим, например, лесовосстановление со сроком воспроизводства природного потенциала 60-80 лет оказывается не конкурентно способным по сравнению с проектами, обеспечивающими быструю отдачу (например, орошение или осушение земель). Концепция устойчивого развития требует иного подхода к обоснованию ставки дисконтирования, поскольку основная цель заключается не в получении максимальной прибыли, а в сохранении биоразнообразия и ценности экосистемных услуг в долгосрочной перспективе.

С экологических позиций, ставка дисконтирования должна отражать не норму прибыли, а допустимый экологический риск ухудшения природной среды в перспективе. Это вытекает из требований устойчивого развития, которые предусматривают необходимость сохранения природной среды для будущих поколений. Если устойчивое развитие подразумевает, что наши потомки будут нуждаться в экосистемных услугах так же, как и мы, то ставка дисконтирования должна быть нулевой, что практически не осуществимо. По имеющимся данным, уровень приемлемого экологического риска не должен превышать 2-3 %. В этом случае, через 25 лет может сохраниться более 60 % природных экосистемных услуг [1, 10].

В качестве примера оценки эколого-экономической эффективности лиманного орошения приведем расчет величины ЧДД для двух вариантов сельскохозяйственного использования земель: травяно-пропашной севооборот и естественная луговая растительность. Методика расчета ЧДД, включая и величину коэффициента дисконтирования (Ен = 6 %) не меняется, изменяется лишь способ количественной оценки экологического ущерба. Вместо нормативных методов оценки ущерба используется предложенный в работе метод расчета, основанный на учете изменения биоразнообразия, степени нарушения экосистемы и экологической ценности земель (см. выражение 18).

Учитывая, что основным лимитирующим фактором развития лиманного орошения является ограниченный объем местного стока и, что водопотребление естественной растительности в 3 раза ниже, чем водопотребление сельскохозяйственных культур в севообороте, площади лиманного орошения в расчетах приняты: для первого варианта – 1 га; для второго – 3 га. Экологическая ценность земель составляет 10 000 $/га, или 350 000 руб./га.

Исходные данные для расчета ЧДД.

1 вариант. Земли лиманного орошения используются под травяно-пропашной севооборот с содержанием многолетних и однолетних трав – 40 %. Степень нарушения биоразнообразия составляет 55 %, соответственно степень нарушения экосистемы (выражение 4) –

$Э_0$= 0,6 x 55 + 0,015 x 55^2 = 78 %.

На конец расчетного периода (20 лет) степень нарушения экосистемы составит (выражение 5) –

$Э(t)$ = 78 x exp(0,01 x 20) = 95 %.

Таким образом, на конец расчетного периода экосистема оказывается практически полностью разрушенной, что подтверждается практикой [91].

Величина экологического ущерба к концу расчетного периода составит (выражение 18)

$$У = 10^{-4} \times 55 \times 95 \times 350\,000 = 182\,800 \text{ руб.}$$

Продуктивность орошаемого травяно-пропашного севооборота в первый год составляет 5,68 тыс. кормовых единиц [21]. При закупочных ценах на корма равных 8 тыс. руб./ на т/к.е. общая стоимость произведенной сельскохозяйственной продукции составит –

$$5,68 \times 8 = 45,4 \text{ тыс. руб.}$$

Величина экономического эффекта, с учетом ежегодных издержек на производство продукции (60 %) будет равна –

$$Э_ф = 45,4 \times 0,4 = 18,2 \text{ тыс. руб.}$$

Вместе с тем, практика возделывания сельскохозяйственных культур на землях лиманного орошения показала, что к концу расчетного периода продуктивность и экономическая эффективность сельскохозяйственного производства снижается на 40 % [21]. Таким образом, экономическая эффективность снизится до 11 тыс. руб.

Капитальные вложения в строительство системы лиманного орошения приняты по данным ФЦП «Развитие мелиорации земель сельскохозяйственного назначения России на период 2014-2020 годы» равной 35 тыс. руб./га [45]. Срок строительства – 2 года, распределение затрат по годам – 17 и 18 тыс. руб.

2 вариант. Земли лиманного орошения заняты естественной травяной растительностью. Снижение природного биоразнообразия в условиях хозяйственного использования ($r = 1,25$) составляет 20 % (см. табл. 22). Степень нарушенности экосистемы при этом будет равной –

$$Э_0 = 0,6 \times 20 + 0,015 \times 20^2 = 18 \text{ %}$$

Экологический ущерб при расчетной площади земель 3 га –

У = 10^{-4} х 20 х 18 х 350 000 х 3 = 37 800 руб.

Продуктивность естественной луговой растительности при урожайности 3 т/га и кормовой ценности 0,8 к.е. [6, 20] составит –

3 х 0,8 х 3 = 7,2 тыс. к.е.

Экономический эффект от реализации сельскохозяйственной продукции при сумме ежегодных издержек равной 30 % будет равен –

$Э_ф$ = 0,7 х 7,2 х 8 = 40,3 тыс. руб.

Капитальные вложения в строительство системы лиманного орошения на площади 3 га равны 105 000 руб. Срок строительства – 2 года, распределение затрат по годам – 52 и 53 тыс. руб.

Результаты расчетов величины ЧДД подтверждают экономическую и экологическую нецелесообразность использования земель лиманного орошения для выращивания сельскохозяйственных культур в севооборотах. Величина ЧДД в этом случае за двадцатилетний период отрицательна и составляет минус 696 тыс. руб. Рисунок 11. Это означает, что использование земель лиманного орошения для выращивания высокопродуктивных сельскохозяйственных растений при интенсивной обработке почв, несмотря на высокие урожаи, приводит, в конечном счете, к деградации земель и огромным экологическим ущербам. Кроме того, с экономической точки зрения, отсутствие в рационе животных объемных кормов в виде сена естественных трав, отрицательно сказывается на продуктивности скотоводства.

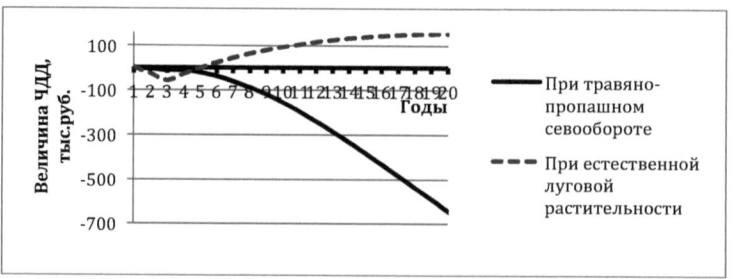

РИС 11. ЧДД по вариантам использования земель лиманного орошения.

Использование земель лиманного орошения наиболее эффективно только для естественных травостоев, сумма ЧДД составляет 156 тыс. руб., а срок окупаемости – 5 лет. Основным достоинством лиманного орошения естественных травостоев является возможность сохранения и наиболее эффективного использования кормовых угодий, включая водные, земельные и биологические ресурсы.

Заключение

Площади естественных кормовых угодий в стране превышают 50 млн. га, из которых более 45% подвержено средней и сильной деградации. Из общей площади деградированных угодий 85 % обусловлено пастбищной дигрессией и только 13 % - природными факторами. В результате животноводство ежегодно недополучает значительный объем ценных кормов. Одним из наиболее эффективных и простых мероприятий по восстановлению и улучшению состояния естественных кормовых угодий является лиманное орошение, которое в принципе позволяет согласовать факторы случайности и необходимости, т.е. в полной мере учесть идеи естественного отбора.

Использование лиманного орошения в качестве простого и дешевого способа получения зеленых и сочных кормов за счет возделывания высокопродуктивных сельскохозяйственных культур в пропашных севооборотах неизбежно приводит к деградации почв и снижению их продуктивности; уже через 15-20 лет земли теряют хозяйственную ценность и практически выбывают из сельскохозяйственного оборота.

Лиманное орошение естественной луговой растительности, в отличие от пропашных севооборотов, позволяет решить ряд важных экономических и экологических проблем, включающих:

- эффективное использование ограниченных ресурсов местного стока;

- сохранение и увеличение биоразнообразия и продуктивности естественных кормовых угодий;

- увеличение устойчивости луговых экосистем, предотвращение их деградации и снижение экологического ущерба;

- превращение лиманного орошения из основного фактора деградации земель (при использовании земель под пропашные севообороты) в эффективное природоохранное мероприятие.

Предложенная в работе система моделей и методов составления долгосрочных прогнозов позволяет, с достаточной для практики точностью, обосновать режим затопления и изменение его по годам, размеры и размещение участков лиманного орошения, динамику биоразнообразия и продуктивности луговой растительности и допустимый уровень хозяйственной нагрузки. Очень важной является возможность количественного обоснования соотношения природных и хозяйственных факторов, при котором происходит смена видового состава естественной растительности, (замена полезных растений сорными) и потеря хозяйственной ценности кормовых угодий.

Выполненные расчеты эколого-экономической эффективности подтверждают нецелесообразность использования земель лиманного орошения для возделывания сельскохозяйственных культур в пропашных севооборотах, не смотря на их высокую продуктивность.

Библиография

1. Constanza R, d'Arge. Значение мира экосистемных услуг и природного капитала. Ж. Nature, 387,1997, 151 p.
2. Stern N. The economics of climate change. Story Review. Cambridge University Publ. London, UK, 2006, 700 p.
3. UNEP. The Fifth Global Environment Out book (GEO-5) New York, USA, 2012, 550 p.
4. Аверьянов С.Ф. Борьба с засолением орошаемых земель. М, Колос, 1978, с. 8-66.
5. Аверьянов С.Ф. Фильтрация из каналов и ее влияние на режим грунтовых вод. М, Колос, 1982, с. 19-63.
6. Айдаров И.П. Будущее пастбищ. М, Ж. Агробизнес, № 1, февраль 2014.
7. Айдаров И.П. Перспективы развития комплексных мелиораций в России. М, 2006, 127 с.
8. Айдаров И.П. Проблемы природопользования и природообустройства в России и пути их решения. М, 2010, 86 с.
9. Айдаров И.П. Устойчивое развитие сельского хозяйства России. М, 2009, с.106-126.
10. Айдаров И.П. Экологические основы мелиорации земель. М, 2012, 161 с.
11. Айдаров И.П., Королькова Т.П., Корольков А.И. Предупреждение и борьба с засолением орошаемых земель. М, 2012, 299 с.
12. Альжанова Б.А. Влияние периодичности затопления на продуктивность естественного травостоя и мелиоративное состояние лиманов Прикаспийской низменности. Дис. к. с/х н., Уральск, Казахстан, 1999, с. 47-79.
13. Андрианов Б.В. Древние оросительные системы Приаралья (в связи с историей возникновения и развития орошаемого земледелия).М, 1962, 254 с.
14. Базилевич Н.И., Титлянова А.А. Биологический круговорот на пяти континентах. Новосибирск, СО РАН, 2008, 384 с.
15. Будыко М.И. Эволюция биосферы. Л, Гидрометеоиздат, 1981, с. 78-104.

16. Воронина В.П. Агроклиматический потенциал пастбищных экосистем Северо-Западного Прикаспия в условиях меняющегося климата. Автреферат докторской диссертации, Волгоград, 2009, с. 1-49.

17. Государственный (национальный) доклад «О состоянии и использовании земель в Российской Федерации в 2009 году». М, 2010, с. 183.

18. Динамика баланса гумуса на пахотных почвах Российской Федерации. М, 1998, с. 18-30.

19. Добровольский Г.В., Никитин Е.Д. и др. Структурно-функциональная роль почв и почвенной биоты в биосфере. М, Наука, 2005, 364 с.

20. Зеленые корма. http://www.adinga.ru

21. Использование земель лиманного орошения в современных условиях. Сб. научных трудов, Волгоград, 2000, 75 с.

22. Киркби Эрозия почв. М, Мир, 1975, с. 40-71.

23. Кистанов Н.С. Процессы засоления и рассоления и осолонцевания почв при лиманном орошении. Тр. ВолжНИИГиМ, т. 3, ч. 3, Саратов, 1970, 290 с.

24. Ковда В.А. Проблемы опустынивания и засоления аридных регионов мира. М, Наука, 2008, с. 51-124.

25. Кружилин И.П. Лиманное орошение – состояние, проблемы и решения.// Сб. научных трудов: «Использование земель лиманного орошения в современных условиях». Волгоград, 2000, с. 3-13.

26. Лозье Ж, Матье К. Толковый словарь по почвоведению. М, МИР, 2008, 398 с.

27. Методические рекомендации по оценке эффективности инвестиционных проектов мелиорации сельскохозяйственных земель. РД – АПК. 3.00.01.003-03, М, 2002, 198 с.

28. Методические рекомендации по оценке эффективности инвестиционных проектов (вторая редакция). М, 1999, 150 с.

29. Минеев В.Г., Дебрецени Б., Мазур Т. Биологическое земледелие и минеральные удобрения. М, Колос, 1993, 241 с.

30. Одум Ю. Основы экологии. М, Мир, 1975, 740 с.

31. Павлов Д.С., Стриганова Б.Р., Букварева Е.Н. Сохранение биологического разнообразия и его функции как условия устойчивого развития. Экономическая конференция природопользования. М. Институт устойчивого развития. Центр экологической политики России. 2009, 35 с.

32. Пегов С.А., Хомяков П.М. Моделирование развития экологических систем. Л, Гидрометеоиздат, 1991, с. 27-63.

33. Пригожин И., Стренгерс И. Порядок из хаоса. М, Прогресс, 1986, 419 с.

34. Проблемы деградации и восстановления продуктивности земель сельскохозяйственного назначения в России. М, 2008, 45 с.

35. Программа «Разработка и освоение адаптивных систем и природоохранные технологии восстановления природно-ресурсного потенциала и повышения продуктивности аридных территорий Российской Федерации. Астрахань, 2008, с. 22-69.

36. Раменский Л.Г., Циценкин И.А., Чижов О.Н. Экологическая оценка кормовых угодий по растительному покрову. М, Сельхозгиз, 1956, с. 141-401.

37. Раткович Д.Я. Гидрологические основы водообеспеченности. М, 1993, 419 с.

38. Русский чернозем – 100 лет после Докучаева. М, Наука, 1983, 153 с.

39. Саммит G-8 в Канадском Хантсвилле. 2010, 15 с.

40. Сводный доклад: «Состояние мировых земельных и водных ресурсов». Рим, 2011, 15 с.

41. Состояние растительного покрова территорий биосферного заповедника «Черные земли». http://oopt.info/chrezm/veget.html .

42. Тарасенко П.В. Система водосберегающих, почвоохранных мелиораций в Среднем Поволжье и Центральном Черноземье. Дис. На соискание ученой степени доктора с/х наук, Саратов, 2014, с. 146-179.

43. Туктаров Б.И. Системы севооборотов на землях лиманного орошения.// Сб. научных трудов «Использование земель лиманного орошения в современных условиях». Волгоград, 2000, с. 59-64.

44. Туктаров Б.И., Тарбаев В.А., Косолапов С.Н. Фитомелиоративное воздействие кормовых культур на плодородие почвы при интенсивном использовании лиманов. // Сб. научных трудов «Использование земель лиманного орошения в современных условиях». Волгоград, 2000, с. 122-125.

45. Федеральная целевая программа «Развитие орошения сельскохозяйственных земель в России на период с 2014 по 2020 год». М, 2013, 15 с.

46. Федеральный закон «Земельный кодекс». М, 2002, 15 с.

47. Федеральный закон «О мелиорации земель». М, 1995, 21 с.

48. Федеральный закон «О техническом регулировании». М, 2002, 39 с.

49. Федеральный закон «Об охране окружающей среды». М, 2003 27 с.

50. Черников В.А., Алексахин Р.М., Голубев А.В. и др. Агроэкология. М, Колос, 2000, с. 29-58.

51. Чибилев А.Л., Левыкин С.В. Целина, разделенная океаном (актуальные заметки о судьбе степей Северного полушария). Ж. «Степной бюллетень», 1998, № 1, с. 1-6.

52. Шамсутдинов З.Ш. и др. Биологическая мелиорация деградированных сельских земель. М, Керкис, 1996, 172 с.

53. Юсунбаев У.Б. Оптимизация нагрузки на естественные степные пастбища. Саратов, Научная книга, 2006, 48 с.

Оглавление

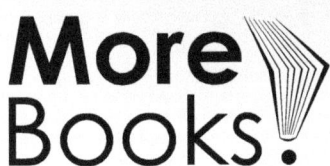
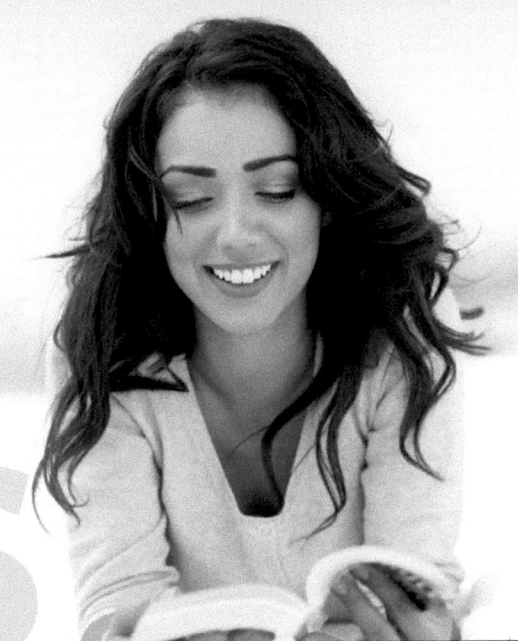

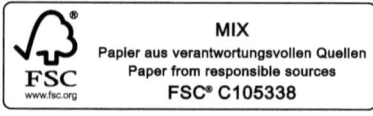

MIX
Papier aus verantwortungsvollen Quellen
Paper from responsible sources
FSC® C105338
FSC
www.fsc.org

Printed by Books on Demand GmbH, Norderstedt / Germany